Paula Brandstetter

Diagnosi rapida dei disturbi mentali

bup

Paula Brandstetter

Diagnosi rapida dei disturbi mentali

ISBN: 978-3-68904-295-0 (brossura)
ISBN: 978-3-68904-308-7(E-Book)

Copyright: Bremen University Press, Brema, 2024.
Il manoscritto non può essere utilizzato in tutto o in parte senza il previo consenso scritto dell'editore.

Prima edizione
Marzo 2024
Versione 1.0
Stampato nell'Unione Europea
bup@bremenuniversitypress.com
www.bremenuniversitypress.com

Paula Brandstetter

Diagnosi rapida dei disturbi mentali

Panoramica

INTRODUZIONE	**6**
LE BASI DELLA SALUTE MENTALE	**27**
APPROFONDIMENTO SUI DISTURBI MENTALI	**45**
RICONOSCERE I SEGNALI E I SINTOMI DI ALLARME	**62**
DAL DISTURBO ALLA DIAGNOSI	**72**
QUALE SARÀ IL PROSSIMO PASSO?	**83**

Indice dei contenuti

INTRODUZIONE 6

INTRODUZIONE E OBIETTIVI DEL LIBRO	6
IMPORTANZA DEL TEMA DELLA SALUTE MENTALE	**9**
LO STRESS GLOBALE E I SUOI EFFETTI	9
STIGMA E ACCETTAZIONE SOCIALE	10
PREVENZIONE E DIAGNOSI PRECOCE	10
IL MONDO DEL LAVORO E LA SALUTE MENTALE	11
IMPORTANZA PER LA SALUTE PUBBLICA	11
PERCHÉ I MALATI MENTALI SI SENTONO SPESSO ABBANDONATI	**12**
STIGMATIZZAZIONE E PERCEZIONE SOCIALE	12
MANCANZA DI RISORSE E DI ACCESSIBILITÀ	13
FORMAZIONE E CONSAPEVOLEZZA INSUFFICIENTI	13
OFFERTA FRAMMENTATA	13
PRESSIONE SOCIALE E INCOMPRENSIONI	15
LIMITI DELLA DIAGNOSI LAICA	**16**
IMPORTANZA DEL SUPPORTO PROFESSIONALE	**21**
LA DIFFICOLTÀ DELLE DIAGNOSI PROFESSIONALI	**22**
PROSPETTIVE INTERDISCIPLINARI	**24**
PSICHIATRA	24
PSICOLOGI	24
PSICOTERAPEUTI	25
I LIMITI DELLA RICERCA ATTUALE	25

LE BASI DELLA SALUTE MENTALE 27

DEFINIZIONE DI SALUTE E MALATTIA MENTALE	**27**
PANORAMICA DELLO SPETTRO DEI DISTURBI MENTALI	**28**
DISTURBI AFFETTIVI (DISTURBI DELL'UMORE)	29
DISTURBI D'ANSIA	30
DISTURBI OSSESSIVO-COMPULSIVI E DISTURBI CORRELATI	32
DISTURBI ALIMENTARI	33
DISTURBI PSICOTICI	35
DISTURBI DELLA PERSONALITÀ	36
TRAUMI E DISTURBI LEGATI ALLO STRESS	37
DISTURBI LEGATI ALLE SOSTANZE E ALLE DIPENDENZE	38

CAUSE E FATTORI DI RISCHIO DELLA MALATTIA MENTALE	39
FATTORI GENETICI	40
FATTORI BIOLOGICI	40
FATTORI AMBIENTALI	40
FATTORI PSICOSOCIALI	41
STILE DI VITA E COMPORTAMENTO	41
FATTORI LEGATI ALLO SVILUPPO	41
L'IMPORTANZA DELLA RESILIENZA E DELLA PREVENZIONE	42
RESILIENZA	42
PREVENZIONE	43

APPROFONDIMENTO SUI DISTURBI MENTALI   45

DISTURBI DEPRESSIVI: SEGNI E SINTOMI	45
SINTOMI EMOTIVI	45
SINTOMI FISICI	46
SINTOMI COGNITIVI	46
DISTURBI D'ANSIA: RICONOSCERE LE CARATTERISTICHE	46
PREOCCUPAZIONE E ANSIA ECCESSIVE	47
SINTOMI FISICI	47
COMPORTAMENTO DI EVITAMENTO	48
ATTACCHI DI PANICO	48
DISTORSIONI COGNITIVE	48
TENDENZA AL RITIRO SOCIALE	49
DISTURBI BIPOLARI E CORRELATI	49
EPISODI MANIACALI	49
EPISODI IPOMANIACALI	50
EPISODI DEPRESSIVI	50
EPISODI DI CAMBIAMENTO	51
SCHIZOFRENIA E ALTRI DISTURBI PSICOTICI	51
SINTOMI POSITIVI	52
SINTOMI NEGATIVI	52
SINTOMI COGNITIVI	53
DISTURBI DELLA PERSONALITÀ	53
CLUSTER A (QUELLI "ECCENTRICI")	54
CLUSTER B (I "DRAMMATICI, EMOTIVI O LUNATICI")	54
CLUSTER C (GLI "ANSIOSI O PAUROSI")	55
DISTURBI LEGATI ALL'ABUSO DI SOSTANZE	56
DISTURBI ALIMENTARI E DISMORFOFOBIA CORPOREA	57
DISTURBI ALIMENTARI	58

DISTURBO DA DISMORFOFOBIA CORPOREA	59
TRAUMI E DISTURBI LEGATI ALLO STRESS	**59**
DISTURBO POST-TRAUMATICO DA STRESS (PTSD)	60
DISTURBO ACUTO DA STRESS	61
DISTURBI DELL'ADATTAMENTO	61

RICONOSCERE I SEGNALI E I SINTOMI DI ALLARME 62

CAMBIAMENTI COMPORTAMENTALI COME SEGNALI DI ALLARME PRECOCI	**62**
RITIRO SOCIALE	62
CAMBIAMENTI NEL COMPORTAMENTO DEL SONNO O DELL'ALIMENTAZIONE	62
SBALZI D'UMORE	63
ACCETTAZIONE DEL SERVIZIO	63
SENSIBILITÀ AUMENTATA	63
CAMBIAMENTI NEI LIVELLI DI ENERGIA	64
TRASCURATEZZA NELL'IGIENE PERSONALE	64
COMPORTAMENTO A RISCHIO	64
COMUNICAZIONE E LINGUAGGIO: RICONOSCERE LE ANOMALIE	**65**
MODIFICA DEI MODELLI DI DISCORSO	65
DIFFICOLTÀ DI COMPRENSIONE DEL LINGUAGGIO	66
CAMBIAMENTI NELL'USO DELLA LINGUA	66
DIFFICOLTÀ NELLA COMUNICAZIONE PRAGMATICA	66
COMUNICAZIONE SOCIALE	67
SEGNALI E INDIZI EMOTIVI	**67**
SINTOMI FISICI E SEGNALI PSICOSOMATICI	**69**

DAL DISTURBO ALLA DIAGNOSI 72

TRISTEZZA PERSISTENTE, DEPRESSIONE O STATO EMOTIVO DI VUOTO:	**75**
PERDITA DI INTERESSE O DI PIACERE PER LE ATTIVITÀ PRECEDENTEMENTE PRATICATE:	**75**
PERDITA O AUMENTO DI PESO SENZA TENTATIVI DI DIETA, VARIAZIONI DELL'APPETITO	**75**
DISTURBI DEL SONNO O SONNO ECCESSIVO:	**75**
MANCANZA DI ENERGIA O MAGGIORE STANCHEZZA	**75**
SENTIMENTI DI INUTILITÀ O DI ECCESSIVO SENSO DI COLPA:	**76**
DIFFICOLTÀ A PENSARE, CONCENTRARSI O PRENDERE DECISIONI:	**76**
PENSIERI DI MORTE O SUICIDIO:	**76**
PREOCCUPAZIONE E ANSIA ECCESSIVE E DIFFICILI DA CONTROLLARE	**76**
IRREQUIETEZZA O SENSAZIONE DI FACILE ESAURIMENTO	**76**

DIFFICOLTÀ DI CONCENTRAZIONE O VUOTO NELLA TESTA	76
IRRITABILITÀ	76
TENSIONE MUSCOLARE	77
DISTURBI DEL SONNO	77
DELUSIONI	77
ALLUCINAZIONI, VOCI	77
PENSIERO DISORGANIZZATO (EVIDENTE DAL LINGUAGGIO DISORGANIZZATO)	77
COMPORTAMENTO MOTORIO GRAVEMENTE ANORMALE, COMPRESA LA CATATONIA	77
SINTOMI NEGATIVI (AD ES. AFFETTI APPIATTITI, ALOGIA, DEBOLEZZA DELLA VOLONTÀ)	77
ATTACCHI IMPROVVISI E RIPETUTI DI PAURA O TERRORE INTENSO	78
PALPITAZIONI, PALPITAZIONI O BATTITO CARDIACO ACCELERATO	78
SUDORAZIONE, TREMORE O TREMOLIO	78
SENSAZIONE DI MANCANZA DI RESPIRO O DI SOFFOCAMENTO	78
SENSAZIONE DI PERDITA DI CONTROLLO O PAURA DI IMPAZZIRE O DI MORIRE	78
PENSIERI OSSESSIVI CHE SONO PERCEPITI COME INTRUSIVI E INDESIDERATI E CHE CAUSANO ANSIA O DISAGIO SIGNIFICATIVI	78
COMPORTAMENTI COMPULSIVI CHE LA PERSONA SENTE DI DOVER METTERE IN ATTO, SPESSO IN RISPOSTA A UN PENSIERO OSSESSIVO O SECONDO REGOLE RIGIDE.	78
RIVIVERE L'EVENTO TRAUMATICO ATTRAVERSO FLASHBACK, INCUBI O RICORDI ANGOSCIANTI	79
EVITAMENTO DEI RICORDI O DEGLI STIMOLI ESTERNI CHE RICORDANO IL TRAUMA	79
CAMBIAMENTI NEGATIVI NEI PENSIERI E NELL'UMORE, COME LA SENSAZIONE DI UNO STATO EMOTIVO NEGATIVO PERSISTENTE	79
AUMENTO DELL'ECCITAZIONE E DELLA REATTIVITÀ, COME ECCESSIVO SPAVENTO O DISTURBI DEL SONNO.	79
ESTREMA PAURA DI INGRASSARE, IMMAGINE CORPOREA DISTORTA, COMPORTAMENTO ALIMENTARE RESTRITTIVO	79
EPISODI DI ABBUFFATE SEGUITI DA VOMITO O DA ALTRI COMPORTAMENTI DI COMPENSAZIONE	79
ABBUFFATE SENZA COMPORTAMENTI COMPENSATORI REGOLARI	80
RELAZIONI INTERPERSONALI, IMMAGINE DI SÉ E AFFETTI INSTABILI; COMPORTAMENTO IMPULSIVO	80
MANCANZA DI EMPATIA PER GLI ALTRI, BISOGNO DI AMMIRAZIONE, SENSO ESAGERATO DELLA PROPRIA IMPORTANZA	80
DISINTERESSE E VIOLAZIONE DEI DIRITTI ALTRUI, MENZOGNA, COMPORTAMENTO AGGRESSIVO	80
DIFFICOLTÀ A CONTROLLARE LE PREOCCUPAZIONI.	80
IRREQUIETEZZA O SENSAZIONE DI ESSERE ESAURITI O "ALLA FINE"; FACILE AFFATICAMENTO; DIFFICOLTÀ DI CONCENTRAZIONE O MANCANZA DI PENSIERO; IRRITABILITÀ; TENSIONE MUSCOLARE; DISTURBI DEL SONNO.	80

PAURA MARCATA E PERSISTENTE DI UNA O PIÙ SITUAZIONI SOCIALI O DI PRESTAZIONE
IN CUI LA PERSONA È ESPOSTA A UN POSSIBILE ESAME DA PARTE DEGLI ALTRI. 81
LA PERSONA TEME DI MANIFESTARE SINTOMI D'ANSIA CHE POTREBBERO ESSERE
IMBARAZZANTI O UMILIANTI. 81
LE SITUAZIONI SOCIALI SONO QUASI SEMPRE VISSUTE CON INTENSA ANSIA O DISAGIO
O VENGONO EVITATE DEL TUTTO. 81
COMPULSIONI SU ARGOMENTI SPECIFICI COME LA PULIZIA, L'ORDINE, LA SIMMETRIA,
LA RELIGIONE O I PENSIERI SESSUALI 81
LO STRAPPO RIPETUTO DEI PROPRI CAPELLI, CHE PORTA ALLA PERDITA DEI CAPELLI
STESSI. 81
TENSIONE CRESCENTE IMMEDIATAMENTE PRIMA DELLO STRAPPO O QUANDO SI
CERCA DI RESISTERE ALL'IMPULSO. 81
SODDISFAZIONE, PIACERE O SOLLIEVO QUANDO SI STRAPPANO I CAPELLI. 82
PARAGONE ECCESSIVO DELL'ASPETTO CON GLI ALTRI, USO ECCESSIVO DI
ABBIGLIAMENTO O DI TRUCCO PER NASCONDERE I DIFETTI PERCEPITI. 82
FORTE CONVINZIONE CHE UN DIFETTO LI RENDA BRUTTI O DEFORMI, ANCHE SE IL
DIFETTO PERCEPITO È INVISIBILE AGLI ALTRI. 82

QUALE SARÀ IL PROSSIMO PASSO? 83

Introduzione

Introduzione e obiettivi del libro

Al centro del nostro mondo frenetico e spesso opprimente si trova un'epidemia silenziosa che non solo tocca le profondità dello spirito umano, ma modella anche il tessuto sociale delle nostre comunità: la salute mentale.

Negli ultimi anni l'importanza di questo tema ha acquisito un'attenzione crescente, che ha portato a un'esigenza sempre più forte di comprensione e responsabilizzazione a livello individuale. In questo contesto, l'obiettivo di questo libro è quello di creare un ponte tra il complesso campo dei disturbi mentali e coloro che si considerano principianti in questo campo, sia per interesse personale, sia per la preoccupazione di una persona cara o per il desiderio di creare un ambiente di supporto. O perché siete voi stessi affetti da questo disturbo.

Il percorso nella giungla della malattia mentale inizia per tutti con una preoccupazione centrale: Come riconoscere i primi segnali di un disturbo mentale? E poi come interpretarli correttamente?

Queste domande sono di enorme importanza, poiché il riconoscimento precoce e un supporto adeguato possono essere decisivi per influenzare positivamente il decorso di una malattia mentale. Ma come si fa a distinguere le idiosincrasie personali dall'insorgere di una malattia? E se si osservano i primi segni, di cosa si tratta?

Viviamo in un'epoca in cui lo stigma che circonda la malattia mentale si sta lentamente riducendo, ma la sfida rimane quella di riconoscere i segnali sottili e spesso incompresi che potrebbero indicare un disturbo di fondo.

Lo stigma che circonda la malattia mentale ha profonde radici storiche ed è alimentato da una serie di fattori, tra cui ignoranza, idee sbagliate e stereotipi culturali. Questa stigmatizzazione fa sì che la malattia mentale sia spesso associata alla vergogna, alla paura e all'isolamento, con conseguente stress non solo per le persone colpite, ma anche per i loro familiari e amici. La paura dell'emarginazione e della discriminazione può impedire alle persone di condividere i propri sintomi o di cercare aiuto, rendendo molto più difficile una diagnosi precoce e accurata.

Lo stigma influisce sulla percezione delle malattie mentali nella società e ne sminuisce la gravità. Molte persone sono riluttanti a parlare della propria salute mentale o a cercare aiuto professionale per paura di essere considerate deboli o incapaci di affrontare i propri problemi. Questo atteggiamento può portare a ritardare o evitare la diagnosi, in quanto chi ne soffre spesso cerca di nascondere i propri sintomi fino a quando non possono più essere ignorati. Nel frattempo, le loro condizioni possono peggiorare, rendendo più difficile il trattamento e riducendo le possibilità di guarigione.

Lo stigma rende più difficile il dialogo sulla salute mentale anche nel settore pubblico e in quello sanitario. Anche in ambito medico e psicosociale, i pregiudizi e le idee sbagliate sulla malattia mentale possono influire sulla qualità delle cure. I professionisti possono adottare inconsapevolmente atteggiamenti stigmatizzanti che mettono a dura prova la relazione terapeutica e influenzano la diagnosi e il trattamento.

Lo stigma contribuisce anche alla mancanza di risorse e di sostegno per i servizi di salute mentale. Nonostante il crescente riconoscimento dell'importanza della salute mentale, i finanziamenti e la disponibilità di servizi sono spesso inadeguati, limitando ulteriormente l'accesso a un aiuto qualificato.

In questo libro esploreremo insieme come può manifestarsi la malattia mentale, dai disturbi più comuni come la depressione e l'ansia a condizioni meno conosciute come i disturbi bipolari e di personalità. Oltre a una panoramica dei disturbi mentali e dei loro segnali, questo libro fornirà consigli pratici e strategie per offrire sostegno senza trascurare l'importanza dei confini e della propria salute mentale. Sottolinea quanto sia fondamentale creare uno spazio per conversazioni aperte e non giudicanti, riconoscendo al contempo quando e come cercare un aiuto professionale.

In definitiva, questo libro è una chiamata all'azione, non solo per riconoscere i segni della malattia mentale, ma anche per promuovere una cultura di sostegno, comprensione e cura. È un invito ad affrontare il tema della salute mentale, ad abbattere i pregiudizi e a contribuire a una società in cui il benessere della mente sia preso sul serio quanto la salute fisica. Attraverso la conoscenza, la comprensione e la compassione, insieme possiamo fare la differenza.

Tuttavia, è importante chiarire fin dall'inizio che la diagnosi rapida di malattia mentale da parte di profani presenta rischi e limiti intrinseci. Tale diagnosi non può e non deve mai sostituire il parere di uno psichiatra o di uno psicoterapeuta professionista. Questo libro vuole invece essere una guida per consentire ai lettori di comprendere meglio i segni e i sintomi, di avere conversazioni empatiche e di fornire un primo supporto efficace, sottolineando al contempo la necessità di una valutazione professionale.

Importanza del tema della salute mentale

L'importanza della salute mentale nel mondo di oggi non può essere sopravvalutata. In un mondo caratterizzato da rapidi progressi tecnologici, cambiamenti sociali e sfide globali come mai prima d'ora, la salute mentale è al centro del nostro benessere individuale e collettivo. Riconoscere e comprendere la salute mentale come parte integrante della salute generale è spesso fondamentale per migliorare la qualità della vita, aumentare la produttività e, in ultima analisi, creare una società più resiliente.

Lo stress globale e i suoi effetti

Se da un lato la globalizzazione e la digitalizzazione hanno portato molti benefici, dall'altro sono state accompagnate da un aumento di stress, ansia e depressione. La costante connettività attraverso gli smartphone e i social media può portare a una sovrastimolazione e a un sovraccarico di informazioni, che a loro volta aumentano lo stress mentale. La pandemia COVID ha esacerbato queste tendenze e ha portato la salute mentale in primo piano, avendo un impatto di vasta portata sul benessere delle persone in tutto il mondo.

Stigma e accettazione sociale

Nonostante il crescente riconoscimento, lo stigma associato alla malattia mentale rappresenta ancora un ostacolo significativo alla ricerca di aiuto. Promuovere la comprensione e l'accettazione della malattia mentale è fondamentale per abbattere questo stigma e rendere più facile per le persone colpite accedere al sostegno e alle cure di cui hanno bisogno. Una discussione aperta sulla salute mentale nelle scuole, nei luoghi di lavoro e nel pubblico può aiutare a sfatare i miti e a promuovere una cultura di cura e sostegno.

Prevenzione e diagnosi precoce

Investire nella prevenzione e nella diagnosi precoce dei disturbi mentali ha un valore inestimabile. Promuovendo uno stile di vita sano, che comprenda un adeguato esercizio fisico, un'alimentazione sana e la gestione dello stress, molti problemi di salute mentale possono essere prevenuti o ridotti nella loro gravità. Anche i programmi di educazione per sensibilizzare ai segni e ai sintomi delle malattie mentali sono importanti per consentire una diagnosi e un trattamento precoci.

Il mondo del lavoro e la salute mentale

Il tema della salute mentale sta naturalmente diventando sempre più importante nel mondo del lavoro. Le aziende riconoscono che il benessere dei loro dipendenti è direttamente collegato alla produttività e al successo. L'implementazione di programmi di salute mentale, la flessibilità degli orari di lavoro e la creazione di una cultura aziendale inclusiva che promuova l'apertura e il sostegno sono passi cruciali verso un ambiente di lavoro più sano.

Importanza per la salute pubblica

La salute mentale non è solo un problema individuale, ma ha anche implicazioni di vasta portata per la salute pubblica. I disturbi mentali sono tra le principali cause di disabilità a livello mondiale e sono strettamente legati ad altri problemi di salute, tra cui le malattie cardiovascolari e il diabete. Integrare l'assistenza alla salute mentale nel sistema sanitario generale, migliorare l'accesso ai servizi di salute mentale e garantire finanziamenti adeguati sono importanti per migliorare l'assistenza sanitaria generale.

Nel complesso, la promozione della salute mentale è una delle maggiori sfide del nostro tempo, ma anche una delle maggiori opportunità di progresso e cambiamento. Riconoscendo l'importanza della salute mentale e agendo a suo sostegno, possiamo non solo migliorare la vita dei singoli, ma anche contribuire al benessere della società nel suo complesso.

Perché i malati mentali si sentono spesso abbandonati

La sensazione di essere lasciati soli tra le persone con disturbi psichiatrici può essere attribuita a una serie di fattori radicati sia nel sistema sanitario stesso sia nella percezione e nel trattamento dei problemi di salute mentale da parte della società. Non è possibile rispondere in modo generalizzato alla domanda se il sistema sanitario sia o meno sovraccarico, poiché ciò dipende da molte variabili, tra cui il Paese, la regione, le risorse disponibili e le politiche specifiche per la salute mentale. Tuttavia, ci sono alcuni temi comuni che spesso emergono nelle discussioni sull'assistenza alla salute mentale e sulle sue sfide.

Stigmatizzazione e percezione sociale

Uno dei motivi principali per cui le persone affette da malattie psichiatriche si sentono spesso abbandonate è la stigmatizzazione della malattia mentale. Nonostante l'aumento dell'istruzione e della consapevolezza, lo stigma rimane forte e può rendere i malati riluttanti a cercare aiuto o a nascondere la loro malattia. Lo stigma può provenire anche da operatori sanitari, amici, familiari e dalla società nel suo complesso, aumentando il senso di isolamento.

Mancanza di risorse e di accessibilità

In molte parti del mondo i sistemi sanitari devono far fronte a una mancanza di risorse quando si tratta di assistenza per la salute mentale. Ciò comprende non solo le risorse finanziarie, ma anche la disponibilità di personale specializzato come psichiatri, psicoterapeuti e servizi di supporto. I lunghi tempi di attesa per i posti di terapia e il numero insufficiente di strutture di assistenza possono portare le persone con malattie psichiatriche a sentirsi trascurate e abbandonate.

Formazione e consapevolezza insufficienti

La formazione degli operatori sanitari in materia di salute mentale può talvolta risultare inadeguata, portando a un'assistenza non ottimale. La mancanza di conoscenze specialistiche e di comprensione può contribuire a far sì che le esigenze delle persone affette da disturbi mentali non vengano pienamente riconosciute o trattate in modo adeguato.

Offerta frammentata

La frammentazione dell'assistenza alle persone affette da malattie mentali è una sfida significativa che può avere un impatto considerevole sulle persone colpite. Alla base di questo problema c'è la mancanza di coordinamento e comunicazione tra i diversi servizi e livelli di assistenza, come i medici di base, gli psichiatri, gli psicoterapeuti e i servizi di supporto sociale. Questo spesso porta a una situazione in cui l'assistenza non è continua, le informazioni non sono condivise in modo efficace tra i servizi coinvolti e i piani di trattamento non sono armonizzati.

In pratica, ciò significa che i pazienti potrebbero non ricevere l'assistenza coerente e completa di cui hanno bisogno. Per esempio, un medico di base può fare una diagnosi iniziale e indirizzare a uno specialista, ma senza un forte collegamento e comunicazione tra questi livelli, possono verificarsi ritardi o mancanza di follow-up. I pazienti possono sentirsi smarriti e incerti sui passi successivi, oppure possono avere difficoltà ad accedere ai servizi specialistici raccomandati.

Inoltre, la mancanza di coordinamento può portare alla duplicazione delle indagini o a raccomandazioni terapeutiche contrastanti, rendendo la situazione ancora più confusa per il paziente. Ciò può minare la fiducia nel sistema di cura e far sì che i pazienti siano meno motivati a seguire le cure raccomandate o a cercare un aiuto medico di base.

Un altro problema è che i servizi di supporto sociale, che svolgono un ruolo fondamentale nell'affrontare le sfide quotidiane associate alla malattia mentale, non sono sempre ben integrati nella strategia terapeutica complessiva. Questo può portare a una situazione in cui le esigenze sociali e professionali delle persone colpite vengono trascurate, aumentando ulteriormente il loro isolamento e il senso di solitudine.

Pressione sociale e incomprensioni

La pressione sociale e le diffuse idee sbagliate sulla malattia mentale contribuiscono in modo significativo a far sentire le persone colpite isolate e incomprese. In un mondo che richiede elevate prestazioni individuali e disponibilità costante, la malattia mentale spesso non viene riconosciuta come una condizione grave e bisognosa di cure. Al contrario, ci si aspetta che chi ne soffre si riprenda rapidamente e torni ai ruoli abituali nel lavoro e nella vita privata, senza riconoscere la natura complessa della malattia mentale e il processo di recupero, spesso lungo.

Queste idee sbagliate sono profondamente radicate nella percezione della società e portano alla stigmatizzazione delle malattie mentali. Invece di essere riconosciute come condizioni mediche o psicologiche legittime che richiedono un trattamento professionale, sono spesso viste come un segno di debolezza o qualcosa che può essere superato con la sola forza di volontà. Questo stigma rende difficile per chi ne soffre parlare delle proprie esperienze e cercare aiuto per paura del rifiuto o della discriminazione.

La richiesta di tornare rapidamente al funzionamento "normale" ignora la realtà che il recupero mentale è un processo individualizzato e spesso non lineare. Ogni persona risponde in modo diverso al trattamento e ha bisogno del proprio tempo per affrontare le sfide della malattia. La pressione a nascondere o minimizzare i sintomi può ostacolare ulteriormente il processo di recupero e causare ulteriore stress.

Per migliorare la situazione, è necessario un cambiamento della società verso una maggiore empatia e comprensione della malattia mentale. L'educazione e la sensibilizzazione possono contribuire a ridurre lo stigma e a creare un ambiente in cui chi soffre si senta sostenuto e compreso, anziché isolato e sotto pressione. È importante riconoscere che la guarigione richiede tempo e che il sostegno della famiglia, degli amici e della società nel suo complesso svolge un ruolo importante.

Limiti della diagnosi laica

Questo libro offre approfondimenti, conoscenze di base e indicazioni nel campo della salute mentale con l'obiettivo di aumentare la consapevolezza e la comprensione dei disturbi mentali. Tuttavia, non è espressamente inteso come sostituto di una consulenza medica professionale, di una diagnosi o di un trattamento. Le informazioni contenute in questo libro sono solo a scopo educativo. In caso di sospetto di malattia mentale, è essenziale consultare un operatore sanitario qualificato.

Complessità dei disturbi mentali

A causa della loro complessità, le malattie mentali rappresentano una sfida particolare in termini di diagnosi e trattamento. Le loro cause sono molteplici e vanno da fattori genetici a condizioni biologiche e circostanze psicosociali. Questa diversità di influenze si riflette nell'ampiezza e nella sovrapposizione dei sintomi che possono manifestarsi nelle persone affette. I sintomi variano notevolmente tra gli individui e possono manifestarsi in diverse combinazioni, il che complica ulteriormente la diagnosi.

Per far fronte a questa complessità, i professionisti si affidano a strumenti diagnostici standardizzati, come colloqui clinici e questionari basati su sistemi di classificazione riconosciuti a livello internazionale come il DSM (Manuale diagnostico e statistico dei disturbi mentali) o l'ICD (Classificazione internazionale delle malattie). Questi strumenti forniscono un metodo strutturato di registrazione e valutazione dei sintomi e aiutano a formulare una diagnosi su basi solide e comparabili.

Tuttavia, il solo utilizzo di questi strumenti non è sufficiente. I professionisti devono considerare il contesto dell'individuo, compresa la sua storia clinica, le circostanze di vita attuali e persino il suo background culturale. Questo approccio olistico è fondamentale in quanto fornisce una visione dei possibili fattori precipitanti o perpetuanti della malattia mentale. Per esempio, eventi di vita traumatici, stress cronico sul lavoro o in famiglia, o anche malattie fisiche possono essere fattori contestuali rilevanti che influenzano lo sviluppo e il decorso dei disturbi mentali.

La diagnosi di una malattia mentale è quindi un processo che richiede competenza, empatia e la capacità di sviluppare una profonda comprensione delle esperienze e del background dell'individuo. Si tratta di un processo dinamico che talvolta richiede aggiustamenti della diagnosi, poiché i sintomi e le circostanze possono cambiare nel tempo. L'importanza di una diagnosi attenta e contestualizzata non può essere sopravvalutata, in quanto costituisce la base per un trattamento e un supporto di successo, adattato alle esigenze e alle circostanze specifiche dell'individuo.

Rischio di diagnosi errata

Senza un'adeguata formazione specialistica, è difficile per i non addetti ai lavori interpretare correttamente i sintomi della malattia mentale. Il rischio di interpretare male i sintomi o di trascurare segnali importanti è notevole. Questa incertezza di giudizio può portare a diagnosi errate, che a loro volta aprono la strada a metodi di trattamento inappropriati o addirittura dannosi. Invece di migliorare le condizioni del paziente, questi interventi sbagliati potrebbero peggiorare la situazione.

La complessità della malattia mentale richiede una comprensione delle sue molteplici manifestazioni e dei modi dinamici in cui i sintomi possono manifestarsi e interagire. I professionisti della salute mentale apportano non solo la loro vasta conoscenza dei disturbi mentali, ma anche la capacità di applicare questa conoscenza nel contesto delle esperienze e delle circostanze dell'individuo. Sono addestrati a riconoscere i sottili indizi nei modelli comportamentali che possono sfuggire ai non addetti ai lavori e possono quindi tracciare un quadro più completo della salute mentale di una persona.

Inoltre, i professionisti sono esperti nell'utilizzo di strumenti e criteri diagnostici standardizzati che consentono una valutazione più obiettiva dei sintomi. Questi strumenti contribuiscono a ridurre la probabilità di diagnosi errate e assicurano che il trattamento sia basato sulle esigenze specifiche della persona.

Le diagnosi errate da parte di non professionisti non solo possono portare ad approcci terapeutici inappropriati, ma possono anche far perdere tempo prezioso quando si sarebbe potuto iniziare un trattamento efficace. In alcuni casi, possono anche causare danni psicologici, ad esempio rafforzando lo stigma associato alla malattia mentale o influenzando negativamente la percezione di sé della persona.

Il ruolo dei laici dovrebbe quindi essere quello di fornire sostegno e incoraggiare le persone a cercare un aiuto professionale, piuttosto che tentare di diagnosticare o raccomandare un trattamento. L'importanza dell'accesso a un aiuto medico e terapeutico qualificato in questo contesto non può essere sottolineata oltre, per garantire che le persone affette da malattia mentale ricevano le cure e il sostegno adeguati di cui hanno bisogno.

Effetti psicologici

Anche se i laici sono corretti nella valutazione dei sintomi psicologici, la comunicazione di una diagnosi senza un quadro professionale comporta rischi considerevoli. L'impatto psicologico di tale etichettatura può essere profondo e angosciante. Una diagnosi di malattia mentale ha implicazioni non solo mediche, ma anche profondamente personali e sociali. Può influenzare fortemente l'immagine di sé, le relazioni e le prospettive future di una persona. È quindi fondamentale che tale divulgazione venga fatta con la massima sensibilità e nel contesto di un supporto esperto.

Il confronto con una diagnosi può provocare una serie di reazioni nella persona colpita, tra cui paura, negazione, sollievo, ma anche stigmatizzazione e isolamento. I professionisti della salute mentale sono addestrati a gestire queste dinamiche complesse. Sanno quanto sia importante comunicare la diagnosi in modo da sostenere e rafforzare la persona, anziché sopraffarla o emarginarla. Questo spesso implica la scelta del momento giusto per la comunicazione, la creazione di uno spazio sicuro e di supporto per la conversazione e la presentazione delle informazioni in modo da offrire speranza e modi per affrontare la situazione.

Inoltre, l'inquadramento professionale della diagnosi consente di discutere immediatamente le opzioni terapeutiche, le reti di supporto e i passi successivi. Questo non solo fornisce chiarezza alle persone colpite, ma anche un piano su come affrontare la situazione. Il supporto professionale include anche l'opportunità di porre domande ed esprimere preoccupazioni, cosa che spesso non è possibile fare con la stessa profondità in un contesto laico.

Inoltre, la diagnosi e la consulenza professionale possono contribuire a ridurre lo stigma associato alla malattia mentale. Fornendo informazioni e sfatando i miti, i professionisti possono contribuire a normalizzare la condizione e incoraggiare le persone colpite a parlare apertamente della loro situazione e a cercare sostegno.

Importanza del supporto professionale

Solo gli specialisti qualificati sono in grado di offrire una pianificazione completa del trattamento, che può includere interventi farmacologici e psicoterapeutici. Sono inoltre in grado di monitorare la progressione della malattia e di adattare il trattamento di conseguenza.

Promuovere la comprensione e l'empatia per le persone affette da malattie mentali è importante e lodevole. Tuttavia, chiunque si occupi di questo problema deve riconoscere i limiti delle proprie capacità e rispettare l'importanza della diagnosi e del trattamento da parte di esperti. È essenziale promuovere una cultura del sostegno in cui la ricerca di un aiuto professionale non solo sia accettata, ma anche incoraggiata.

La difficoltà delle diagnosi professionali

La diagnosi di malattia mentale è una sfida significativa, anche per i professionisti, ed è spesso irta di ambiguità, incoerenze e talvolta persino contraddizioni. Queste difficoltà sono in parte direttamente attribuibili alla natura dei disturbi mentali, ma riflettono anche la complessità della psiche umana e i limiti dei sistemi diagnostici esistenti.

I disturbi mentali differiscono fondamentalmente da molte malattie fisiche, in quanto non sono sempre caratterizzati da sintomi chiaramente definibili o oggettivamente misurabili. La diagnosi si basa invece spesso sulla descrizione soggettiva di sensazioni, schemi di pensiero e comportamenti che devono essere interpretati sia dalla persona colpita sia dal professionista che la cura. Questa natura soggettiva dei sintomi rende la diagnosi delle malattie mentali particolarmente complessa e suscettibile di interpretazione.

Inoltre, le malattie mentali possono avere un'ampia gamma di sintomi, che possono manifestarsi in modo diverso e sovrapporsi in persone diverse. Uno stesso sintomo può essere presente in diversi disturbi, mentre i singoli disturbi possono essere caratterizzati da una varietà di sintomi diversi. Questa sovrapposizione e la variabilità dei sintomi rendono difficile una diagnosi chiara e possono indurre anche professionisti esperti a giungere a giudizi diversi.

La psiche umana è inoltre caratterizzata da un'impressionante complessità e individualità, influenzata da una varietà di fattori biologici, sociali e psicologici. La storia individuale, le circostanze di vita attuali e la resilienza personale giocano un ruolo decisivo nello sviluppo e nel decorso della malattia mentale. Riconoscere queste differenze individuali e includerle nella diagnosi è un'ulteriore sfida.

Infine, anche gli attuali sistemi diagnostici stanno raggiungendo i loro limiti. Sebbene sistemi di classificazione come il DSM (Manuale Diagnostico e Statistico dei Disturbi Mentali) e l'ICD (Classificazione Internazionale delle Malattie) vengano continuamente sviluppati al fine di standardizzare e perfezionare la diagnosi dei disturbi mentali, non possono riflettere pienamente la diversità individuale delle esperienze mentali. Sebbene questi sistemi forniscano importanti linee guida per la diagnosi e il trattamento, non possono sostituire la necessità di un approccio individualizzato.

Inoltre, il decorso dei disturbi mentali è spesso dinamico e può cambiare nel tempo. Una diagnosi iniziale può rivelarsi incompleta o imprecisa se compaiono nuovi sintomi o se cambia il quadro dei sintomi esistenti. Questo può portare a un adeguamento o a una revisione della diagnosi.

Prospettive interdisciplinari

Nell'ambito della cura della salute mentale, esiste una diversità di specialità come la psichiatria, la psicologia clinica e la psicoterapia, caratterizzate da diversi orientamenti teorici e approcci diagnostici. Questa diversità, se da un lato arricchisce ed è essenziale per il trattamento completo dei disturbi mentali, dall'altro è anche foriera di interpretazioni diverse degli stessi sintomi, che possono portare a diagnosi diverse.

Psichiatra

Gli psichiatri, formati come medici, tendono a considerare la malattia mentale prevalentemente da una prospettiva biologica, concentrandosi su squilibri chimici nel cervello, fattori genetici o condizioni neurologiche. Il loro approccio alla diagnosi e al trattamento è spesso orientato ai farmaci, sebbene molti riconoscano anche l'importanza degli interventi psicoterapeutici.

Psicologi

Gli psicologi clinici offrono una prospettiva diversa, che si basa in larga misura su test e valutazioni psicologiche per comprendere a fondo lo stato mentale di un individuo. Utilizzano un'ampia gamma di procedure di test per valutare gli aspetti cognitivi, emotivi e comportamentali della salute mentale, che possono portare a diagnosi che tengono maggiormente conto del contesto psicologico e sociale dell'individuo.

Psicoterapeuti

Gli psicoterapeuti, che possono essersi formati in scuole terapeutiche diverse, come la terapia cognitivo-comportamentale, la psicoanalisi o gli approcci umanistici, spesso apportano i propri orientamenti teorici alla diagnosi e al trattamento. Questi orientamenti influenzano il modo in cui vengono interpretati i sintomi, il significato che viene attribuito a determinati eventi di vita o modelli comportamentali e le strategie di trattamento considerate più efficaci.

Queste diverse prospettive e approcci possono portare a interpretazioni diverse degli stessi sintomi, con conseguenti diagnosi diverse. Mentre uno psichiatra potrebbe consigliare un trattamento farmacologico per un particolare disturbo, uno psicoterapeuta potrebbe ritenere più efficace una specifica forma di psicoterapia in base alla sua valutazione delle dinamiche psicologiche sottostanti.

Limiti della ricerca attuale

Nonostante i notevoli progressi compiuti nella comprensione delle malattie mentali, rimangono molti interrogativi sulle cause esatte, sui trattamenti più efficaci e sulla classificazione dei disturbi. Queste incertezze sono in parte dovute alla complessità intrinseca dei disturbi mentali, che sono influenzati da una varietà di fattori biologici, psicologici e sociali. Questi fattori interagiscono in modo complesso, rendendo difficile la determinazione di cause chiare e complicando lo sviluppo di trattamenti universalmente efficaci.

La complessità delle cause e dei fattori che le influenzano porta a un dibattito continuo su come i disturbi mentali dovrebbero essere meglio classificati e trattati. Mentre alcuni esperti si concentrano sugli aspetti biologici e favoriscono le terapie farmacologiche, altri sottolineano l'importanza dei fattori psicologici e sociali e si affidano ad approcci di trattamento psicoterapeutici o integrativi. Queste diverse prospettive possono portare a incertezze o addirittura a contraddizioni nella pratica diagnostica, poiché la scelta del metodo di trattamento spesso dipende dall'orientamento teorico di fondo del professionista che cura.

I limiti delle conoscenze attuali e le incertezze che ne derivano sottolineano l'importanza di una ricerca continua in psichiatria e psicologia. Ci ricordano anche la necessità di un approccio flessibile e centrato sul paziente alla pratica clinica, che tenga conto delle esigenze e delle circostanze individuali di ogni persona. Tale approccio richiede un impegno costante con le nuove evidenze e la volontà di adattare i piani di trattamento in base alle ultime informazioni disponibili. Si tratta di un processo dinamico che richiede non solo la competenza dell'operatore, ma anche la sua capacità di empatia e di dialogo con le persone colpite, al fine di ottenere i migliori risultati terapeutici possibili.

Le basi della salute mentale

Definizione di salute e malattia mentale

La salute e la malattia mentale comprendono un'ampia gamma di condizioni che influiscono sul nostro benessere emotivo, psicologico e sociale. La definizione di questi concetti si è evoluta nel tempo e varia a seconda dei contesti culturali, sociali e individuali. Tuttavia, esistono principi di base generalmente riconosciuti.

La salute mentale si riferisce a uno stato di benessere in cui un individuo può realizzare le proprie capacità, affrontare i normali stress della vita, lavorare in modo produttivo e fruttuoso e contribuire alla propria comunità. Non si tratta solo dell'assenza di disturbi mentali o disabilità, ma di un benessere globale e della capacità di vivere e godere appieno della vita. La salute mentale è parte integrante della salute; infatti, non esiste salute senza salute mentale.

Le malattie mentali, note anche come disturbi mentali, comprendono un'ampia gamma di problemi, con sintomi diversi che influiscono su pensieri, sentimenti, comportamenti e interazioni con gli altri. Questi disturbi possono essere causati da una serie di fattori, tra cui influenze genetiche, biologiche, ambientali e psicologiche. I disturbi mentali più comuni comprendono la depressione, i disturbi d'ansia, il disturbo bipolare, i disturbi alimentari e la schizofrenia. Le malattie mentali vengono solitamente diagnosticate e trattate da professionisti come psichiatri, psicologi e assistenti sociali clinici, spesso utilizzando criteri diagnostici standardizzati come il Manuale diagnostico e statistico dei disturbi mentali (DSM) o la Classificazione internazionale delle malattie (ICD).

La distinzione tra salute mentale e malattia non è sempre chiara. Molti fattori contribuiscono, tra cui la capacità di un individuo di far fronte allo stress, di stabilire e mantenere relazioni interpersonali e la capacità di lavorare e partecipare alla società. Inoltre, possono esserci differenze culturali nella percezione e nella valutazione del benessere mentale e del comportamento, il che complica ulteriormente la definizione e la comprensione della salute mentale e della malattia.

L'importanza della salute mentale nella società è aumentata negli ultimi anni, con una maggiore attenzione alla prevenzione delle malattie mentali, alla promozione del benessere mentale e alla destigmatizzazione dei disturbi mentali. Attraverso l'educazione, la consapevolezza e il sostegno, gli individui e le comunità possono essere meglio equipaggiati per affrontare i problemi di salute mentale e migliorare la qualità di vita complessiva.

Panoramica dello spettro dei disturbi mentali

Lo spettro dei disturbi mentali è ampio e comprende una varietà di condizioni che possono influire sul benessere emotivo, psicologico e sociale di un individuo. Questi disturbi variano per gravità e gravità e possono influenzare la vita quotidiana in misura diversa. Di seguito viene presentata una panoramica di alcune delle principali categorie di disturbi mentali, così come classificate nei comuni manuali diagnostici quali il DSM (Manuale diagnostico e statistico dei disturbi mentali) e l'ICD (Classificazione internazionale delle malattie).

Disturbi affettivi (disturbi dell'umore)

La categoria dei disturbi affettivi, noti anche come disturbi dell'umore, comprende quelle malattie mentali che colpiscono principalmente l'umore di un individuo. Questi disturbi possono avere un profondo impatto sulla vita quotidiana, sulla capacità di lavorare e sulle relazioni interpersonali. I disturbi dell'umore più noti sono la depressione e il disturbo bipolare, che si differenziano per le loro manifestazioni e per il modo in cui vengono trattati.

La depressione è uno dei disturbi mentali più comuni al mondo ed è caratterizzata da una serie di sintomi emotivi, cognitivi e fisici. I sintomi principali della depressione comprendono una tristezza persistente, una marcata perdita di interesse in attività che prima erano considerate gratificanti e una generale incapacità di provare piacere. Questi sintomi emotivi sono spesso accompagnati da una riduzione dell'autostima, sensi di colpa, disperazione, difficoltà a prendere decisioni, disturbi del sonno e cambiamenti nell'appetito o nel peso. Nei casi più gravi, possono verificarsi pensieri di morte o di suicidio.

Il disturbo bipolare, precedentemente noto come malattia maniaco-depressiva, è caratterizzato da un'alternanza di episodi maniacali, ipomaniacali e depressivi. La mania descrive periodi di umore elevato o irritabile, di aumento dell'attività o dell'energia che differiscono significativamente dallo stato normale della persona. Durante un episodio maniacale, chi ne soffre può sperimentare un ridotto bisogno di sonno, un'esagerata fiducia in se stesso, un'alterazione della capacità di giudizio, un aumento della loquacità e talvolta deliri o allucinazioni. Gli episodi ipomaniacali sono simili a quelli maniacali, ma sono meno intensi e non comportano le significative difficoltà sociali o lavorative tipiche della mania. Gli episodi depressivi nel disturbo bipolare sono simili a quelli osservati nella depressione unipolare, tra cui tristezza profonda e perdita di interesse.

Disturbi d'ansia

I disturbi d'ansia sono un gruppo di malattie mentali caratterizzate da sentimenti intensi, persistenti e spesso sproporzionati di ansia, preoccupazione e paura. Questi sentimenti vanno ben oltre le normali e temporanee preoccupazioni della vita quotidiana e possono avere un impatto significativo sulla vita quotidiana e sul benessere di chi ne è affetto. I disturbi d'ansia sono molto diffusi e comprendono diverse diagnosi specifiche che si differenziano per le cause scatenanti dell'ansia e per le manifestazioni dei sintomi.

Il disturbo d'ansia generalizzato (GAS) è caratterizzato da una preoccupazione persistente, eccessiva e spesso irrealistica per le cose di tutti i giorni. Le persone affette da GAS hanno difficoltà a controllare queste preoccupazioni e spesso manifestano una serie di sintomi fisici come irrequietezza, affaticamento, difficoltà di concentrazione, irritabilità, tensione muscolare e problemi di sonno.

Il disturbo di panico è caratterizzato da attacchi di panico ricorrenti e inaspettati, ossia da intensi periodi di paura o disagio che si verificano all'improvviso e raggiungono il culmine nel giro di pochi minuti. Durante un attacco di panico possono manifestarsi diversi sintomi, tra cui battito cardiaco accelerato, sudorazione, tremore, respiro corto, sensazione di soffocamento, dolore al petto, nausea, vertigini e paura di perdere il controllo o di morire.

Il disturbo d'ansia sociale, noto anche come fobia sociale, è caratterizzato da una paura marcata e persistente delle situazioni sociali o di prestazione in cui la persona è esposta alla valutazione degli altri. Questa paura dell'imbarazzo o del giudizio può indurre chi ne soffre a evitare le interazioni sociali, con un impatto significativo sulle relazioni personali e sulle opportunità di carriera.

Le fobie specifiche sono caratterizzate da una paura intensa e irrazionale di un oggetto o di una situazione specifica che va ben oltre la minaccia reale. Le fobie più comuni includono la paura di alcuni animali, dell'altezza, del volo o delle iniezioni. Questa paura spesso porta la persona colpita a fare di tutto per evitare gli oggetti o le situazioni temute, il che può influire sulla sua qualità di vita.

Disturbi ossessivo-compulsivi e disturbi correlati

Il disturbo ossessivo-compulsivo e i disturbi correlati appartengono a un gruppo di malattie mentali caratterizzate da pensieri ricorrenti, intrusivi e indesiderati (pensieri ossessivi) e da comportamenti o azioni mentali ripetitive (compulsioni) che gli individui si sentono costretti a eseguire in risposta ai pensieri ossessivi o secondo regole rigide. Queste compulsioni sono spesso intese come tentativi di ridurre l'ansia o il disagio causati dai pensieri ossessivi, anche se di solito sono esagerate o non realmente utili.

Nel disturbo ossessivo-compulsivo, chi ne soffre sperimenta pensieri, impulsi o idee persistenti e disturbanti che causano stress o ansia. Per neutralizzare o alleviare queste sensazioni, sviluppano comportamenti compulsivi come l'eccessivo lavaggio delle mani, l'organizzazione o il controllo. Queste azioni possono richiedere molto tempo e portare a una notevole compromissione del funzionamento sociale, professionale o di altre aree importanti.

Il disturbo da dismorfofobia corporea è un disturbo correlato in cui chi ne soffre è eccessivamente preoccupato dei difetti o delle imperfezioni percepite nel proprio aspetto, spesso impercettibili agli altri. Questa preoccupazione esagerata provoca una notevole angoscia e può portare a comportamenti ripetitivi, come il frequente guardarsi allo specchio, il pizzicarsi la pelle o il bisogno di continue rassicurazioni.

Il disturbo da collezione è un altro disturbo correlato, caratterizzato da una persistente difficoltà a disfarsi o a lasciar andare gli oggetti, indipendentemente dal loro valore effettivo. L'accumulo di oggetti può portare a spazi abitativi disordinati e disorganizzati che possono rappresentare un serio pericolo per la sicurezza o l'igiene.

Disturbi alimentari

I disturbi alimentari sono malattie mentali complesse caratterizzate da comportamenti alimentari gravemente anomali o disordinati che hanno un profondo impatto sulla salute fisica, sul benessere psicologico e sul funzionamento sociale di chi ne è affetto. Questi disturbi sono spesso associati a intensi sentimenti di ansia, vergogna e perdita di controllo e possono essere pericolosi per la vita se non trattati. I disturbi alimentari più comuni comprendono l'anoressia nervosa, la bulimia nervosa e il disturbo da alimentazione incontrollata.

L'anoressia nervosa è caratterizzata da un peso corporeo estremamente basso, da un'intensa paura di ingrassare e da una percezione distorta della propria immagine corporea. I soggetti affetti da anoressia nervosa adottano abitudini alimentari estremamente restrittive per perdere peso o evitare l'aumento di peso, anche se sono già sottopeso. Questo disturbo può portare a gravi complicazioni per la salute, tra cui problemi cardiaci, osteoporosi e infertilità.

La bulimia nervosa è caratterizzata da episodi ricorrenti di abbuffate, durante i quali si consumano grandi quantità di cibo in un breve periodo di tempo, seguiti da comportamenti compensatori come il vomito autoindotto, l'esercizio fisico eccessivo o l'uso di lassativi per evitare l'aumento di peso. Questi cicli di abbuffate e comportamenti compensatori possono portare a gravi problemi fisici e psicologici, tra cui squilibri elettrolitici, problemi gastrointestinali e danni all'autostima.

Il disturbo da abbuffata è caratterizzato da ripetuti episodi di abbuffata, in cui chi ne soffre consuma grandi quantità di cibo in un breve periodo di tempo, spesso fino a un punto di estremo disagio. A differenza della bulimia nervosa, questi episodi di abbuffata non sono seguiti da un comportamento compensatorio regolare, che spesso porta al sovrappeso o all'obesità. Chi ne è affetto prova spesso sentimenti di colpa, vergogna e disperazione per l'incapacità di controllare il proprio comportamento alimentare.

Disturbi psicotici

I disturbi psicotici sono un gruppo di malattie mentali caratterizzate da profonde alterazioni del pensiero e della percezione della realtà. Le caratteristiche più evidenti di questi disturbi sono le allucinazioni e i deliri. Le allucinazioni sono esperienze sensoriali prive di stimoli esterni, come sentire voci che non ci sono, mentre i deliri sono convinzioni incrollabili ma false che non possono essere modificate dalla realtà o da argomentazioni razionali. Questi sintomi possono causare un notevole disagio e compromettere gravemente la capacità del soggetto di funzionare nella vita quotidiana.

La schizofrenia è forse il disturbo psicotico più conosciuto e più studiato. Comprende un'ampia gamma di sintomi che possono essere suddivisi in tre categorie: sintomi positivi, negativi e cognitivi. I sintomi positivi si riferiscono all'aggiunta di esperienze alla normale percezione, come allucinazioni e deliri. I sintomi negativi sono caratterizzati dalla mancanza o dalla perdita di funzioni e abilità, come il blocco delle emozioni, la perdita di motivazione o di interesse e la riduzione della produzione vocale. I sintomi cognitivi riguardano la compromissione della memoria, dell'attenzione e della capacità di organizzare e pianificare le informazioni.

Le cause dei disturbi psicotici sono diverse e includono fattori genetici, biologici e ambientali. Le ricerche suggeriscono che una combinazione di predisposizione genetica e di alcuni fattori ambientali, come lo stress o l'abuso di sostanze, può aumentare il rischio di sviluppare un disturbo psicotico.

Il trattamento dei disturbi psicotici richiede spesso un approccio multimodale che comprende farmaci (tipicamente antipsicotici), psicoterapia e supporto sociale. L'obiettivo del trattamento è alleviare i sintomi, prevenire le ricadute e aiutare le persone colpite a condurre una vita il più possibile normale e soddisfacente. Un intervento precoce e un'assistenza continua e completa sono fondamentali per migliorare la prognosi e la qualità di vita delle persone colpite.

Disturbi della personalità

I disturbi di personalità comprendono un gruppo di malattie mentali in cui sono presenti modelli di comportamento e di esperienza interiore profondamente radicati e persistenti che si discostano in modo significativo dalle aspettative culturali. Questi schemi sono rigidi e pervasivi in varie aree della vita, spesso portano alla sofferenza personale e possono compromettere la capacità di funzionare in ambienti sociali o professionali.

Il disturbo borderline di personalità è caratterizzato da relazioni intense e instabili, da un'immagine di sé fluttuante, da forti reazioni emotive e da una marcata paura dell'abbandono. Le persone affette da questo disturbo presentano spesso gravi sbalzi d'umore e possono manifestare un comportamento impulsivo, che può portare a comportamenti autolesionistici o a pensieri suicidi.

Il disturbo antisociale di personalità è caratterizzato da un modello di disprezzo e violazione dei diritti altrui che inizia all'età di 15 anni. Le caratteristiche includono inganno, manipolazione, impulsività, irritabilità, aggressività e mancanza di rimorso. Le persone con disturbo antisociale di personalità spesso mostrano un comportamento in conflitto con le norme e le leggi sociali.

Il disturbo narcisistico di personalità è caratterizzato da un modello pervasivo di grandiosità (nella fantasia o nel comportamento), dal bisogno di ammirazione e dalla mancanza di empatia. Gli individui affetti da questo disturbo hanno spesso un senso gonfiato della propria importanza, un profondo bisogno di ammirazione eccessiva e una marcata volontà di sfruttare gli altri per guadagno personale.

Traumi e disturbi legati allo stress

I disturbi che insorgono come reazione diretta a eventi traumatici o estremamente stressanti costituiscono una categoria a parte nell'ambito delle malattie mentali. Questi disturbi si manifestano attraverso una serie di sintomi emotivi, cognitivi e fisici che possono avere un impatto significativo sulla vita quotidiana e sul benessere delle persone colpite. Tra i più noti vi sono il disturbo post-traumatico da stress (PTSD) e i disturbi dell'adattamento.

Il disturbo post-traumatico da stress si sviluppa come reazione al confronto diretto con uno o più eventi che comportano morte reale o minacciata, lesioni gravi o una minaccia all'integrità fisica di se stessi o di altri. Il PTSD è caratterizzato dall'esperienza ripetuta del trauma in ricordi, sogni o flashback angoscianti, dall'evitamento degli stimoli associati al trauma, da persistenti cambiamenti negativi nei pensieri e nell'umore e da un aumento dell'eccitazione e dell'irritabilità.

I disturbi dell'adattamento, invece, si manifestano in risposta a fattori di stress identificabili che portano a sintomi emotivi o comportamentali entro tre mesi dall'evento. Questi fattori di stress possono essere di vario tipo, come problemi relazionali, cambiamenti di carriera o malattie gravi. I sintomi dei disturbi dell'adattamento, che comprendono tristezza, ansia, disturbi del sonno e difficoltà di concentrazione, sono di solito meno gravi di quelli del PTSD, ma possono comunque compromettere il funzionamento sociale e le prestazioni.

Disturbi legati alle sostanze e alle dipendenze

I disturbi correlati alle sostanze riguardano i problemi derivanti dall'uso di sostanze come alcol, cannabis, oppioidi e altre droghe. Questi disturbi coprono un'ampia gamma di problematiche, dalla dipendenza e dall'abuso ai sintomi di astinenza, e possono avere un profondo impatto sulla salute fisica, sul benessere psicologico, sulle relazioni interpersonali e sulla capacità di partecipare alla vita professionale e sociale.

La dipendenza, spesso definita "addiction", è caratterizzata da un forte desiderio per la sostanza, dalla perdita di controllo sull'uso, dalla prosecuzione dell'uso nonostante le conseguenze dannose, da una maggiore priorità dell'uso della sostanza rispetto ad altre attività e obblighi, dall'aumento della tolleranza e talvolta dalla comparsa di sintomi di astinenza.

L'abuso di una sostanza si riferisce a un modello di uso di sostanze che provoca danni o sofferenze significative, come ad esempio problemi ripetuti con la legge, guida ripetuta sotto l'influenza, uso continuato nonostante i problemi interpersonali causati dagli effetti della sostanza e uso in situazioni in cui è pericoloso.

L'astinenza è una conseguenza diretta della dipendenza e si verifica quando l'organismo reagisce alla riduzione o alla cessazione dell'uso della sostanza con sintomi fisici e psicologici. Questi sintomi possono variare a seconda della sostanza e vanno da mal di testa, nausea, tremori e sudorazione a conseguenze più gravi come convulsioni o delirio.

Cause e fattori di rischio delle malattie mentali

Le cause e i fattori di rischio delle malattie mentali sono molteplici e comportano una complessa interazione di elementi genetici, biologici, ambientali e psicosociali. Questa diversità si riflette nel modo in cui le malattie mentali si sviluppano e vengono influenzate, senza che un singolo fattore sia spesso l'unico responsabile. Di seguito viene presentata una panoramica completa delle varie cause e dei fattori di rischio delle malattie mentali.

Fattori genetici

L'ereditarietà gioca un ruolo in molti disturbi mentali. Le ricerche hanno dimostrato che le persone con un parente stretto che soffre di un disturbo mentale hanno un rischio maggiore di sviluppare a loro volta tale disturbo. Le predisposizioni genetiche possono aumentare il rischio di disturbi come la schizofrenia, il disturbo bipolare, la depressione e i disturbi d'ansia. È importante sottolineare che la presenza di geni associati a malattie mentali non significa necessariamente che una persona svilupperà tale malattia. L'interazione di questi geni con i fattori ambientali gioca un ruolo cruciale.

Fattori biologici

Oltre alla genetica, anche altri fattori biologici possono giocare un ruolo. Questi includono cambiamenti nella neurochimica, anomalie strutturali o funzionali del cervello e squilibri ormonali. Per esempio, si ritiene che uno squilibrio dei neurotrasmettitori (come la serotonina e la dopamina) abbia un ruolo nella depressione e in altri disturbi dell'umore.

Fattori ambientali

Anche gli eventi della vita e le condizioni ambientali possono aumentare il rischio di malattia mentale.

Esperienze traumatiche come l'abuso, l'abbandono infantile, la perdita di una persona cara o gravi incidenti possono essere fattori predisponenti. Anche lo stress cronico, le cattive condizioni di vita, la povertà e la mancanza di una rete sociale di supporto possono giocare un ruolo importante.

Fattori psicosociali

Elementi come l'educazione, le relazioni interpersonali e i fattori di stress quotidiano possono influenzare le condizioni di salute mentale. L'isolamento, la mancanza di sostegno sociale, i conflitti familiari e lo stress lavorativo sono fattori di rischio noti. I fattori psicosociali possono anche influenzare il modo in cui una persona affronta i rischi biologici e genetici della malattia mentale.

Stile di vita e comportamento

L'abuso di sostanze, compreso l'abuso di alcol e droghe, può aumentare il rischio di disturbi mentali o esacerbare le condizioni esistenti. Anche la mancanza di attività fisica, un'alimentazione scorretta e un sonno inadeguato possono aumentare il rischio o esacerbare i sintomi di disturbi mentali già esistenti.

Fattori legati allo sviluppo

Le esperienze vissute nell'infanzia e nell'adolescenza, compreso lo sviluppo di meccanismi di coping e di tratti di personalità, possono influenzare il rischio di malattie mentali. I disturbi dello sviluppo che iniziano nell'infanzia, come i disturbi dello spettro autistico e il disturbo da deficit di attenzione/iperattività (ADHD), hanno fattori di rischio e cause specifiche.

È fondamentale capire che l'interazione di questi fattori è unica per ogni individuo, il che significa che due persone con la stessa patologia possono avere percorsi molto diversi per sviluppare il loro disturbo. La comprensione di queste molteplici cause e fattori di rischio è importante per sviluppare strategie di prevenzione e approcci terapeutici efficaci per la malattia mentale.

L'importanza della resilienza e della prevenzione

La resilienza e la prevenzione svolgono un ruolo centrale nel contesto della salute mentale e sono fondamentali per promuovere il benessere e ridurre il rischio di malattia mentale. Questi concetti offrono importanti punti di partenza per aiutare gli individui e le comunità ad affrontare le sfide e a condurre una vita soddisfacente, anche in mezzo alle avversità.

Resilienza

La resilienza si riferisce alla capacità di un individuo di riprendersi dalle battute d'arresto, di adattarsi e di prosperare nonostante le condizioni avverse o i forti fattori di stress. Si tratta di una capacità dinamica che può essere rafforzata, piuttosto che di un tratto immutabile. Gli individui resilienti sono spesso in grado di superare le crisi e di uscire rafforzati da esperienze difficili. Tra i fattori chiave che promuovono la resilienza vi sono le relazioni positive, l'autoefficacia, la capacità di regolazione emotiva, l'ottimismo e la capacità di fissare e raggiungere obiettivi realistici.

Il rafforzamento della resilienza è particolarmente importante perché non solo aiuta a ridurre il rischio di disturbi mentali, ma migliora anche il benessere generale. Gli interventi per promuovere la resilienza possono includere strategie individuali come tecniche di gestione dello stress, training di mindfulness e terapie cognitivo-comportamentali. Possono anche funzionare a livello di comunità, promuovendo il sostegno sociale, fornendo accesso alle risorse e creando una cultura di accettazione e comprensione della salute mentale.

Prevenzione

La prevenzione si riferisce a misure volte a prevenire o ritardare l'insorgenza dei disturbi mentali. Gli approcci preventivi possono essere suddivisi in prevenzione primaria, secondaria e terziaria:

- ✓ La prevenzione primaria mira a prevenire l'insorgenza di nuovi casi di disturbi mentali nella popolazione nel suo complesso o nei gruppi a rischio. Questo obiettivo può essere raggiunto attraverso misure generali come l'educazione alla salute mentale, la promozione dell'esercizio

fisico e di un'alimentazione sana, nonché attraverso programmi mirati per i gruppi vulnerabili.
✓ La prevenzione secondaria si concentra sull'individuazione precoce e sul trattamento dei disturbi mentali al fine di prevenire o ridurre al minimo la loro progressione. Ciò include programmi di screening e l'uso precoce di interventi terapeutici.
✓ La prevenzione terziaria si riferisce a misure volte a ridurre la gravità dei disturbi mentali esistenti e a prevenire le ricadute. Queste includono programmi di trattamento completi, riabilitazione e gruppi di sostegno.

Combinando strategie di prevenzione e promozione della resilienza, gli individui e le comunità possono rispondere meglio alle sfide, ridurre l'incidenza dei disturbi mentali e promuovere una società inclusiva che valorizzi e sostenga il benessere mentale. L'integrazione di questi approcci nelle scuole, nei luoghi di lavoro e nel sistema sanitario può contribuire a creare una popolazione più forte, più sana e più resiliente.

Approfondimento sui disturbi mentali

Disturbi depressivi: Segni e sintomi

I disturbi depressivi sono tra le malattie mentali più comuni al mondo e sono caratterizzati da una serie di sintomi emotivi, fisici e cognitivi che possono influire in modo significativo sulla vita quotidiana e sul benessere delle persone colpite. I sintomi e la loro gravità possono variare da persona a persona e non tutti i soggetti affetti da disturbo depressivo presentano tutti i sintomi. Ecco alcuni dei segni e dei sintomi più comuni che possono indicare un disturbo depressivo:

Sintomi emotivi

- ✓ Tristezza persistente o umore basso che dura la maggior parte dei giorni e la maggior parte del giorno per un periodo di tempo prolungato.
- ✓ Sentimenti di mancanza di speranza, pessimismo o disperazione.
- ✓ Diminuzione dell'interesse o del piacere per attività che prima erano considerate piacevoli, come hobby, attività sociali o sesso.
- ✓ Sentimenti di inutilità o sensi di colpa eccessivi o inappropriati.
- ✓ Pensieri di morte o di suicidio, tentativi di suicidio o piani di suicidio.

Sintomi fisici

- ✓ Cambiamenti significativi di peso (perdita o aumento di peso) senza dieta o cambiamenti nell'appetito.
- ✓ Disturbi del sonno, tra cui insonnia o sonno eccessivo (ipersonnia).
- ✓ Agitazione o rallentamento psicomotorio (ad es. irrequietezza, sensazione di rallentamento fisico).
- ✓ Perdita di energia o aumento della stanchezza, anche dopo uno sforzo fisico o mentale minimo.
- ✓ Sintomi fisici senza una chiara causa medica, come mal di testa, problemi digestivi o dolore cronico.

Sintomi cognitivi

- ✓ Difficoltà a concentrarsi, a ricordare o a prendere decisioni.
- ✓ Riduzione della capacità di pensare chiaramente o di concentrarsi sui compiti.
- ✓ Visione negativa o distorta di sé, delle proprie condizioni e del futuro.

Disturbi d'ansia: Caratteristiche riconoscibili

I disturbi d'ansia sono un gruppo di disturbi mentali caratterizzati da paura e ansia pronunciate e persistenti, che vanno oltre le consuete e temporanee reazioni a situazioni di stress. Sono tra le malattie mentali più comuni e comprendono vari sottotipi, come il disturbo d'ansia generalizzato, il disturbo di panico, il disturbo d'ansia sociale (fobia sociale), le fobie specifiche e il disturbo ossessivo-compulsivo. Nonostante le loro differenze, condividono caratteristiche e sintomi comuni riconoscibili che ne guidano la diagnosi e il trattamento. Ecco alcuni dei sintomi e delle caratteristiche più comuni dei disturbi d'ansia:

Preoccupazione e ansia eccessive

Una caratteristica fondamentale dei disturbi d'ansia è la tendenza a preoccuparsi in modo persistente ed eccessivo per vari eventi o attività. Queste preoccupazioni sono spesso sproporzionate rispetto alla minaccia o al pericolo reale.

Sintomi fisici

- ✓ I disturbi d'ansia possono causare una serie di sintomi fisici, tra cui
- ✓ Palpitazioni o palpitazioni
- ✓ Sudorazione
- ✓ Tremori o scosse
- ✓ Bocca secca
- ✓ Difficoltà a respirare o sensazione di oppressione al petto
- ✓ Nausea, disturbi gastrointestinali
- ✓ Vertigini o giramenti di testa
- ✓ Tensione muscolare

Comportamento di evitamento

Le persone affette da disturbi d'ansia tendono a evitare le situazioni o gli oggetti che potrebbero scatenare la loro ansia. Anche se questo può fornire un sollievo a breve termine, il comportamento di evitamento contribuisce a mantenere l'ansia a lungo termine.

Attacchi di panico

Alcuni disturbi d'ansia, in particolare il disturbo di panico, comportano ondate improvvise di paura o disagio intenso che raggiungono il culmine nell'arco di pochi minuti e possono essere accompagnate da sintomi come battito cardiaco accelerato, sudorazione, tremore, respiro corto, sensazione di soffocamento o paura di impazzire o morire.

Distorsioni cognitive

Le persone affette da disturbi d'ansia spesso sperimentano distorsioni cognitive, come pensieri molto negativi (ad esempio, aspettarsi il peggio in una situazione) o generalizzazioni eccessive. Questi schemi di pensiero possono rafforzare l'ansia e contribuire a un'immagine negativa di sé.

Tendenza al ritiro sociale

Nel disturbo d'ansia sociale, in particolare, chi ne soffre si ritira dalle interazioni sociali per paura del giudizio negativo, dell'imbarazzo o del rifiuto da parte degli altri.

Disturbi bipolari e correlati

I disturbi bipolari e quelli correlati sono caratterizzati da sbalzi d'umore che vanno ben oltre i normali alti e bassi della vita. Questi sbalzi d'umore comprendono episodi di umore estremamente elevato o irritabile (mania o ipomania) ed episodi depressivi. Le cause esatte del disturbo bipolare non sono ancora del tutto note, ma i fattori genetici, neurobiologici e ambientali svolgono tutti un ruolo. Ecco alcuni dei più comuni segni e sintomi riconoscibili associati al disturbo bipolare:

Episodi maniacali

Un episodio maniacale è un periodo di umore anormalmente e persistentemente elevato, espansivo o irritabile e di aumento dell'attività o dell'energia che dura per la maggior parte dei giorni, per la maggior parte del giorno, per un periodo di almeno una settimana. I sintomi possono includere:

- ✓ Esagerata autostima o manie di grandezza
- ✓ Riduzione del bisogno di sonno (ad esempio, ci si sente riposati dopo poche ore di sonno).
- ✓ Aumento del parlare o della voglia di parlare

- Pensieri che corrono o sensazione soggettiva che i pensieri si affastellino l'uno sull'altro
- Facilmente distraibile
- Aumento delle attività di scopo (sociali, lavorative, scolastiche o sessuali) o dell'irrequietezza fisica
- Eccessiva preoccupazione per le attività piacevoli che hanno un alto potenziale di conseguenze dolorose (ad esempio, shopping sfrenato, scappatelle sessuali, investimenti aziendali insensati)

Episodi ipomaniacali

Un episodio ipomaniacale è simile a un episodio maniacale, ma meno intenso e senza le gravi disfunzioni sociali o lavorative tipiche degli episodi maniacali. I sintomi devono essere presenti per almeno quattro giorni consecutivi.

Episodi depressivi

Durante un episodio depressivo, le persone affette da disturbo bipolare manifestano sintomi simili a quelli della depressione maggiore, tra cui

- Sentimenti persistenti di tristezza, vuoto o disperazione
- Interesse o piacere nettamente ridotti in quasi tutte le attività
- Cambiamenti significativi nel peso o nell'appetito

- ✓ Problemi di sonno (insonnia o ipersonnia)
- ✓ Agitazione o inibizione psicomotoria
- ✓ Stanchezza o perdita di energia
- ✓ Sentimento di inutilità o eccessivo senso di colpa
- ✓ Ridotta capacità di concentrazione o difficoltà a prendere decisioni
- ✓ Pensieri di morte o di suicidio

Episodi di cambiamento

Una caratteristica fondamentale del disturbo bipolare è l'alternanza tra episodi maniacali/ipomaniacali ed episodi depressivi. La frequenza e la durata di questi episodi possono variare notevolmente.

Schizofrenia e altri disturbi psicotici

La schizofrenia e altri disturbi psicotici sono caratterizzati da uno spettro di sintomi che influenzano in modo significativo la percezione, il pensiero, le emozioni e il comportamento di una persona. Questi disturbi possono avere un profondo impatto sulla vita quotidiana e sulla capacità di partecipare ad attività sociali o lavorative. Sebbene i sintomi specifici possano variare da un disturbo all'altro, essi condividono caratteristiche comuni che possono essere classificate in sintomi positivi, negativi e cognitivi. Ecco alcune delle caratteristiche tipiche della schizofrenia e di altri disturbi psicotici:

Sintomi positivi

I sintomi positivi aggiungono qualcosa all'esperienza normale e comprendono pensieri o percezioni insolite, come ad esempio

- ✓ Allucinazioni: Illusioni sensoriali che possono manifestarsi in qualsiasi forma sensoriale, compreso l'udito (ad esempio, sentire voci che gli altri non sentono), vedere, annusare, gustare o sentire cose che non ci sono.
- ✓ Delusioni: False credenze che vengono mantenute nonostante l'evidenza del contrario. Possono essere deliri di persecuzione (convinzione di essere perseguitati o vittimizzati), deliri di grandezza (convinzione di avere capacità, ricchezza o importanza straordinarie) o altre convinzioni errate.
- ✓ Disturbi del pensiero: Modi di pensare insoliti o disfunzionali, compreso il pensiero disorganizzato, che può essere evidente nel linguaggio (ad esempio, associazioni vaganti, neologismi) o difficoltà a pensare logicamente.

Sintomi negativi

I sintomi negativi si riferiscono all'assenza o alla perdita di funzioni e comportamenti normali:

- ✓ Appiattimento degli affetti: diminuzione dell'espressione emotiva, con espressioni facciali piatte

o inadeguate, linguaggio monotono o mancanza di gesti.
- ✓ Alogia: impoverimento del pensiero o della parola, che può manifestarsi con risposte brevi e vuote alle domande.
- ✓ Anedonia: incapacità di provare piacere o interesse per attività che prima erano percepite come piacevoli.
- ✓ Ritiro sociale: mancanza di motivazione o di interesse per le interazioni sociali, con conseguente isolamento e solitudine.

Sintomi cognitivi

I sintomi cognitivi influenzano i processi di pensiero e possono compromettere gravemente lo stile di vita:

- ✓ Problemi di concentrazione: difficoltà a mantenere l'attenzione o a concentrarsi sui compiti.
- ✓ Problemi di memoria: difficoltà con la memoria a breve o a lungo termine.
- ✓ Difficoltà decisionali: Problemi a prendere decisioni o a pianificare e organizzare i compiti.

Disturbi della personalità

I disturbi di personalità sono disturbi mentali caratterizzati da schemi radicati e persistenti di comportamento, pensiero e sentimento che si discostano dalle aspettative della società e portano a problemi o sofferenze significative in varie aree della vita. Questi schemi sono inflessibili e si manifestano in un'ampia gamma di situazioni personali e sociali, portando spesso a relazioni disfunzionali e a difficoltà nell'affrontare la vita quotidiana.

I disturbi di personalità sono suddivisi in tre gruppi, ciascuno caratterizzato da tratti e sintomi simili:

Cluster A (quelli "eccentrici")

Questo gruppo comprende i disturbi di personalità caratterizzati da comportamenti strani o eccentrici. Tra questi vi sono:

- ✓ Disturbo paranoico di personalità: diffidenza e sospetto nei confronti degli altri, le cui motivazioni sono interpretate come malevole.
- ✓ Disturbo schizoide di personalità: mancanza di interesse per le relazioni sociali, tendenza alla solitudine, limitata espressività emotiva.
- ✓ Disturbo schizotipico di personalità: comportamento eccentrico e pensiero anormale, disagio nelle relazioni strette, spesso associato a pensieri e percezioni distorte.

Cluster B (i "drammatici, emotivi o lunatici")

Le persone con disturbi di questo gruppo mostrano spesso comportamenti drammatici, esagerati o imprevedibili:

- ✓ Disturbo antisociale di personalità: disprezzo e violazione dei diritti altrui, spesso associato a inganno e manipolazione.
- ✓ Disturbo borderline di personalità: instabilità nelle relazioni interpersonali, nell'immagine di sé e nelle emozioni, nonché marcata impulsività.
- ✓ Disturbo istrionico di personalità: espressione emotiva eccessiva e ricerca di attenzione.
- ✓ Disturbo narcisistico di personalità: grande bisogno di ammirazione, mancanza di empatia per gli altri, convinzione della propria specialità.

Cluster C (gli "ansiosi o paurosi")

Questo gruppo comprende i disturbi di personalità caratterizzati principalmente da ansia:

- ✓ Disturbo evitante-autoconsapevole di personalità: inibizioni sociali, senso di inadeguatezza, eccessiva sensibilità al giudizio negativo.
- ✓ Disturbo di personalità dipendente: eccessivo bisogno di essere accuditi, con conseguente comportamento sottomesso e aggrappato e paura della separazione.
- ✓ Disturbo ossessivo-compulsivo di personalità (da non confondere con il disturbo ossessivo-compulsivo): Ossessione per l'ordine, il perfezionismo e il controllo, a scapito di flessibilità, apertura ed efficienza.

Disturbi associati all'abuso di sostanze

L'abuso di sostanze e i disturbi correlati alle sostanze comprendono un'ampia gamma di condizioni di salute mentale caratterizzate dall'uso dannoso di sostanze come alcol, droghe illecite, farmaci da prescrizione e altre sostanze psicoattive. I sintomi dell'abuso di sostanze possono variare a seconda della sostanza specifica, della durata dell'uso e dei fattori individuali, ma spesso includono

- ✓ Sviluppo della tolleranza: necessità di consumare quantità maggiori di sostanza per ottenere l'effetto originariamente ottenuto con dosi minori.
- ✓ Sintomi da astinenza: sintomi fisici o psicologici che si manifestano quando la sostanza viene ridotta o non più consumata. Possono variare a seconda della sostanza e comprendono irrequietezza, tremori, sudorazione, nausea, ansia, irritabilità e disturbi del sonno.
- ✓ Riduzione del controllo: difficoltà a controllare l'inizio, la fine o l'entità del consumo di sostanze.
- ✓ Tempo impiegato: molto tempo viene speso in attività che comportano l'acquisizione, l'ingestione o il recupero dagli effetti della sostanza.
- ✓ Trascuratezza dei ruoli principali: Mancato adempimento di ruoli importanti al lavoro, a scuola o a casa a causa dell'uso di sostanze.
- ✓ Uso continuato nonostante i problemi: Uso continuato di sostanze nonostante la conoscenza di

problemi sociali, finanziari, psicologici o fisici persistenti o ripetuti, causati o esacerbati dall'uso della sostanza.

- ✓ Problemi sociali e interpersonali: Problemi sociali, professionali o interpersonali significativi sono causati o esacerbati dall'uso della sostanza.
- ✓ Rinuncia o riduzione di attività importanti: Rinuncia o riduzione di attività sociali, lavorative o ricreative a causa dell'uso di sostanze.
- ✓ Uso rischioso: uso della sostanza in situazioni di pericolo fisico.
- ✓ Uso continuato nonostante i problemi fisici o psicologici: L'uso di sostanze è continuato nonostante si sappia che sta causando o esacerbando un problema fisico o psicologico.
- ✓ Craving: un forte desiderio o una sorta di costrizione a consumare la sostanza.

Disturbi alimentari e dismorfofobia corporea

I disturbi alimentari e il disturbo da dismorfofobia corporea sono condizioni di salute mentale complesse che influenzano profondamente l'immagine di sé, il comportamento alimentare e la percezione del proprio corpo. Pur interessando aspetti diversi della salute mentale, condividono la caratteristica centrale di una preoccupazione intensa e spesso distorta per l'aspetto, il peso o l'assunzione di cibo. I sintomi tipici di questi disturbi sono descritti in dettaglio qui.

Disturbi alimentari

I disturbi alimentari comprendono diverse diagnosi, ognuna delle quali è caratterizzata da modelli di comportamento e atteggiamenti unici nei confronti del cibo, del peso e dell'immagine corporea. Le più comuni includono:

- ✓ Anoressia nervosa: caratterizzata da un'intensa paura di ingrassare e da un'immagine corporea distorta che porta chi ne soffre a percepirsi in sovrappeso, anche se è sottopeso. I sintomi includono una forte restrizione dell'assunzione di cibo, un'estrema perdita di peso, un'eccessiva preoccupazione per il cibo, il peso e la forma del corpo e, nelle donne, l'assenza di almeno tre cicli mestruali consecutivi (nei casi più rilevanti).
- ✓ Bulimia nervosa: caratterizzata da episodi ricorrenti di abbuffate seguiti da comportamenti compensatori come il vomito, l'esercizio fisico eccessivo, il digiuno o l'abuso di lassativi per evitare l'aumento di peso. Le persone colpite hanno spesso un peso normale, ma hanno paura di ingrassare e hanno un'immagine corporea distorta.
- ✓ Disturbo da alimentazione incontrollata (Binge eating disorder, BES): le persone che ne soffrono sperimentano episodi regolari di abbuffate, durante i quali consumano una quantità di cibo decisamente superiore a quella che la maggior parte delle persone mangerebbe in un periodo di tempo simile e in circostanze simili. Questi

episodi sono associati a una sensazione di perdita di controllo sull'alimentazione. A differenza della bulimia nervosa, gli episodi di abbuffata non sono seguiti da comportamenti compensatori regolari.

Disturbo da dismorfofobia corporea

Il disturbo da dismorfofobia corporea, invece, è caratterizzato da un'eccessiva preoccupazione per uno o più difetti o imperfezioni dell'aspetto percepiti come impercettibili agli altri o considerati minori. I sintomi includono:

- ✓ Controllare costantemente il proprio aspetto allo specchio o evitare gli specchi.
- ✓ Cambio frequente di abiti, trucco o acconciatura per nascondere i difetti.
- ✓ Il bisogno di chiedere ripetutamente rassicurazioni o di essere rassicurati sull'aspetto degli altri.
- ✓ Evitare le situazioni sociali o i contatti interpersonali per paura del giudizio o del rifiuto.
- ✓ Esercizio fisico o dieta eccessivi nel tentativo di "correggere" la carenza percepita.
- ✓ In alcuni casi, si ricorre a numerosi interventi cosmetici con scarsa soddisfazione.

Traumi e disturbi legati allo stress

I disturbi legati al trauma e allo stress sono condizioni di salute mentale che insorgono come reazione a uno o più eventi traumatici o estremamente stressanti. Questi disturbi comprendono, in particolare, il disturbo post-traumatico da stress (PTSD), il disturbo acuto da stress e i disturbi dell'adattamento. Possono manifestarsi attraverso una serie di sintomi emotivi, fisici e comportamentali che possono influire significativamente sulla vita quotidiana e sul benessere della persona colpita. Ecco alcuni dei sintomi tipici associati ai traumi e ai disturbi legati allo stress:

Disturbo post-traumatico da stress (PTSD)

Il PTSD si sviluppa come reazione a uno o più eventi traumatici, come conflitti armati, disastri naturali, incidenti gravi, atti di violenza o abusi sessuali. I sintomi tipici includono

- ✓ Rivivere il trauma: questo può assumere la forma di flashback, incubi o pensieri angoscianti sull'evento.
- ✓ Evitamento e intorpidimento: le persone colpite evitano i luoghi, le persone o le attività che potrebbero evocare ricordi del trauma e spesso mostrano un senso di estraneità nei confronti degli altri, nonché un ridotto interesse per le attività precedentemente praticate.
- ✓ Aumento dell'eccitazione: Si manifesta con disturbi del sonno, irritabilità, scatti d'ira, difficoltà di concentrazione, eccessiva vigilanza e facilità a spaventarsi.

✓ Cambiamenti negativi nei pensieri e nell'umore: comprendono pensieri negativi persistenti su se stessi o sugli altri, sentimenti di colpa distorti, stati emotivi negativi persistenti (ad esempio, paura, rabbia, colpa o vergogna) e un senso di futuro limitato.

Disturbo acuto da stress

Il disturbo acuto da stress presenta sintomi simili a quelli del PTSD, ma si manifesta subito dopo il trauma e di solito dura da tre giorni a un mese. Se i sintomi durano più a lungo, spesso viene diagnosticato il PTSD.

Disturbi di adattamento

I disturbi dell'adattamento insorgono come reazione a eventi stressanti o a cambiamenti di vita (come un divorzio, la perdita del lavoro, una malattia, un trasloco) che portano a un significativo disagio emotivo o comportamentale che va oltre il normale livello di adattamento. I sintomi tipici possono essere

✓ Depressione e tristezza
✓ Ansia e nervosismo
✓ Difficoltà nell'affrontare le attività quotidiane
✓ Problemi di comportamento a scuola o al lavoro
✓ Ritiro dalle attività sociali
✓ Disturbi del sonno

Riconoscere i segnali e i sintomi di allarme

Cambiamenti comportamentali come segnali di allarme precoci

I cambiamenti comportamentali possono essere indicatori precoci di una serie di disturbi mentali. Spesso si manifestano prima che diventino evidenti i sintomi del disturbo in questione e sono quindi segnali importanti che amici, familiari e professionisti dovrebbero tenere d'occhio. Tali cambiamenti comportamentali possono manifestarsi in molti modi, a seconda dell'individuo e del tipo di disturbo mentale. Ecco alcuni cambiamenti comportamentali comuni che possono fungere da segnali di allarme:

Ritiro sociale

Il ritiro improvviso o graduale dai contatti sociali e dalle attività che prima piacevano a una persona può essere un segnale precoce di disturbi mentali. Questi possono includere depressione, disturbi d'ansia, schizofrenia e altre patologie.

Cambiamenti nel comportamento del sonno o dell'alimentazione

La difficoltà ad addormentarsi o a dormire per tutta la notte, il dormire a orari insoliti o il dormire troppo possono indicare problemi psicologici. Allo stesso modo, cambiamenti significativi nel comportamento alimentare, come la riduzione dell'appetito o la sovralimentazione, possono essere segnali di allarme.

Sbalzi d'umore

Sbalzi d'umore estremi o insoliti, come ad esempio un'intensa tristezza o un'eccessiva felicità, possono essere indice di un disturbo mentale, tra cui il disturbo bipolare o la depressione.

Accettazione del servizio

Anche un improvviso calo del rendimento a scuola o al lavoro può essere un segnale d'allarme. Questo può manifestarsi in una difficoltà di concentrazione, in un calo di motivazione o in una perdita di interesse per compiti che prima erano considerati importanti o soddisfacenti.

Maggiore sensibilità

Una maggiore sensibilità al rifiuto, alle critiche o allo stress può essere un segnale precoce di problemi di salute mentale. Gli individui possono diventare eccessivamente difensivi in risposta a feedback moderati o a fattori di stress quotidiani.

Cambiamenti nei livelli di energia

Un notevole aumento o una diminuzione dell'energia può essere un indicatore di vari disturbi mentali. Un eccesso di energia può verificarsi negli episodi maniacali del disturbo bipolare, mentre una mancanza di energia si osserva spesso nella depressione.

Trascuratezza nell'igiene personale

Trascurare la cura e l'igiene personale, che un tempo facevano parte della normale routine, può essere un segno di problemi di salute mentale. Ciò può indicare depressione o gravi disturbi d'ansia, ma anche disturbi psicotici.

Comportamento a rischio

Anche un aumento di comportamenti impulsivi o rischiosi che non sono caratteristici della persona, come l'eccessivo consumo di alcol, l'abuso di droghe o la guida pericolosa, possono essere un segnale di allarme.

Questi cambiamenti comportamentali devono ovviamente essere considerati nel contesto; non tutti i cambiamenti indicano necessariamente un disturbo mentale. Tuttavia, se questi comportamenti sono nuovi, peggiorano o interferiscono con la vita quotidiana, è importante cercare un aiuto professionale. Un intervento precoce può essere fondamentale per la diagnosi, il trattamento e il miglioramento della qualità di vita della persona colpita.

Comunicazione e linguaggio: riconoscere le anomalie

Le anomalie nella comunicazione e nel linguaggio possono essere importanti indicatori di vari disturbi mentali o ritardi nello sviluppo. Queste anomalie vanno dai cambiamenti nel modo di parlare e di interagire alle difficoltà di comprensione o di produzione del linguaggio. Riconoscere precocemente tali anomalie può essere fondamentale per avviare un supporto o un trattamento adeguato. Ecco alcuni aspetti chiave che possono indicare anomalie nella comunicazione e nel linguaggio:

Cambiamento del modo di parlare

- ✓ Monotonia o mancanza di modulazione: l'eloquio può sembrare monotono, senza i soliti alti e bassi, come spesso si osserva nei disturbi dello spettro autistico o dopo eventi neurologici.
- ✓ Velocità di eloquio: un eloquio insolitamente veloce può verificarsi negli episodi maniacali del disturbo bipolare, mentre un eloquio rallentato può essere una caratteristica della depressione.
- ✓ Frequenti esitazioni o pause nel parlare: Può indicare disturbi d'ansia, in cui la preoccupazione di essere giudicati dagli altri porta a un bisogno eccessivo di scegliere le parole "giuste".

Difficoltà di comprensione del linguaggio

- ✓ Comprensione letterale: Difficoltà a comprendere le metafore, l'ironia o il linguaggio non letterale, come spesso accade alle persone con disturbi dello spettro autistico.
- ✓ Velocità di elaborazione: il rallentamento dell'elaborazione del linguaggio parlato può verificarsi in vari contesti, anche in seguito a lesioni cerebrali traumatiche o a un deterioramento cognitivo.

Cambiamenti nell'uso della lingua

- ✓ Vocabolario limitato: può verificarsi in caso di disturbi dello sviluppo o demenza.
- ✓ Neologismi: l'invenzione di nuove parole che hanno un significato specifico solo per la persona interessata può essere un segno di schizofrenia.
- ✓ Ripetizione o ecolalia: la ripetizione immediata o ritardata di parole o frasi dette da altri è comune nei disturbi dello spettro autistico.

Difficoltà nella comunicazione pragmatica

- ✓ Difficoltà a cambiare in modo appropriato i contributi alla conversazione: problemi a rispettare le regole della conversazione, come ad esempio il dare e avere nelle conversazioni.
- ✓ Uso inappropriato del linguaggio in contesti sociali: Ad esempio, l'incapacità di adeguare il tono

o la forma del discorso al contesto o all'ascoltatore, che può verificarsi nei disturbi della comunicazione sociale o nei disturbi dello spettro autistico.

- ✓ Contatto visivo alterato: L'evitamento o l'eccessivo contatto visivo possono essere evidenti nella comunicazione e indicare vari disturbi psicologici o dello sviluppo.

Comunicazione sociale

- ✓ Mancanza di comunicazione reciproca: nei disturbi dello spettro autistico si osservano spesso difficoltà a condividere interessi o emozioni con gli altri.
- ✓ Mancanza di comprensione dei segnali sociali: La difficoltà di interpretare gli indizi non verbali, come il linguaggio del corpo o le espressioni facciali, può interferire con l'interazione sociale.

Segnali e indizi emotivi

I segnali e gli indizi emotivi possono spesso essere i primi indicatori della presenza di un disturbo mentale. Sebbene tutti sperimentino occasionalmente sbalzi d'umore o sfide emotive, cambiamenti persistenti o estremi nelle emozioni indicano che potrebbe essere necessaria un'indagine più approfondita. I segnali emotivi che possono indicare la presenza di disturbi mentali includono:

- ✓ Tristezza o sconforto persistenti: una sensazione costante di tristezza o di mancanza di speranza può essere indice di depressione o di un altro disturbo affettivo.
- ✓ Preoccupazione o ansia eccessiva: una preoccupazione costante ed eccessiva per le cose di tutti i giorni, difficile da controllare, può indicare un disturbo d'ansia generalizzato o altri disturbi d'ansia.
- ✓ Intorpidimento emotivo: la mancanza di sentimenti o la sensazione di essere tagliati fuori dalle proprie emozioni può verificarsi in vari disturbi mentali, tra cui la depressione e il disturbo da stress post-traumatico.

- ✓ Sbalzi d'umore estremi: Cambiamenti bruschi e rapidi tra gli stati emotivi possono indicare un disturbo bipolare o altri disturbi dell'umore.
- ✓ Irritabilità o scoppi d'ira: l'irritabilità frequente o la rabbia inspiegabile possono essere un segno di disregolazione emotiva associata a varie malattie mentali, compresi i disturbi di personalità.
- ✓ Sentimenti di inutilità o di eccessivo senso di colpa: possono essere particolarmente accentuati nella depressione, ma possono verificarsi anche in altri contesti di disturbi mentali.
- ✓ Perdita di interesse per le attività: un'improvvisa perdita di interesse per attività che prima erano

considerate piacevoli o gratificanti può essere un segno di depressione o di altra malattia mentale.
- ✓ Senso di colpa eccessivo o inappropriato: sentirsi responsabili di cose che non sono sotto il proprio controllo o provare un senso di colpa eccessivo può indicare problemi di salute mentale.
- ✓ Pensieri di morte o di suicidio: pensieri frequenti o persistenti di morte, suicidio o autolesionismo sono segnali gravi che richiedono attenzione immediata.

Sintomi fisici e segnali psicosomatici

I sintomi fisici e i segnali psicosomatici possono spesso essere strettamente legati ai disturbi mentali o fungere da indicatori di tali disturbi. I sintomi psicosomatici sono disturbi fisici esacerbati o causati da fattori psicologici come lo stress o i conflitti emotivi. Questi sintomi sono reali e possono essere angoscianti per chi ne è affetto, anche se non viene individuata una causa organica. Riconoscere questi segnali fisici è essenziale per comprendere e trattare i disturbi mentali sottostanti. I sintomi fisici più comuni associati alle malattie mentali sono

- ✓ Stanchezza cronica: una sensazione persistente di spossatezza o di perdita di energia che non viene alleviata dal riposo può indicare depressione o disturbi d'ansia.
- ✓ Problemi di sonno: la difficoltà ad addormentarsi, a rimanere addormentati o il sonno

eccessivo possono verificarsi in diversi disturbi mentali, tra cui la depressione, i disturbi d'ansia e il disturbo da stress post-traumatico (PTSD).
- ✓ Cambiamenti nell'appetito o nel peso: una significativa perdita o aumento di peso senza cambiamenti consapevoli nella dieta o nell'esercizio fisico può indicare depressione o disturbi alimentari.
- ✓ Dolori fisici senza una causa precisa: dolori non specifici come mal di testa, mal di schiena o mal di stomaco per i quali non è possibile trovare una spiegazione medica possono essere reazioni psicosomatiche allo stress psicologico.
- ✓ Problemi digestivi: Disturbi gastrointestinali come nausea, diarrea o costipazione possono verificarsi più frequentemente in caso di disturbi d'ansia o durante periodi di stress.
- ✓ Palpitazioni e dolore al petto: possono essere sintomi di un attacco di panico e devono sempre essere controllati dal medico per escludere cause cardiache.
- ✓ Tremori o contrazioni muscolari: Possono verificarsi negli stati d'ansia e sono spesso associati a un aumento del nervosismo o della tensione.
- ✓ Vertigini o giramenti di testa: possono verificarsi in situazioni di estrema ansia o stress e talvolta fanno parte dei sintomi degli attacchi di panico.

La presenza di uno o più di questi sintomi richiede un'attenta valutazione per identificare e affrontare le possibili cause psicologiche.

Dal disturbo alla diagnosi

Il percorso che porta da un disturbo, cioè dai sintomi osservabili, a una diagnosi di malattia mentale è, anche nel caso ideale, un processo complesso che richiede competenza, attenzione e spesso anche tempo e pazienza.

Innanzitutto, è essenziale un'anamnesi completa. Non solo i sintomi attuali del paziente vengono registrati in dettaglio, ma anche la sua storia medica, le circostanze psicosociali, le malattie mentali precedenti e la storia familiare di malattia mentale. La percezione di sé e le descrizioni del paziente sono di grande importanza in questa fase, in quanto forniscono importanti indicazioni sul suo vissuto e sul suo comportamento.

L'anamnesi è di solito seguita da un esame fisico per escludere o identificare cause fisiche che potrebbero causare o influenzare i sintomi psicologici.

Un'altra fase importante è la valutazione psicopatologica. Si tratta di valutare lo stato mentale attuale del paziente osservando e valutando sistematicamente varie aree come la coscienza, la percezione, il pensiero, l'umore, gli affetti, la volizione, il comportamento e le interazioni sociali. Questa valutazione aiuta a identificare modelli o deviazioni specifiche che sono caratteristiche di alcuni disturbi mentali.

In alcuni casi, è possibile utilizzare test o questionari psicologici specializzati per esaminare in modo più approfondito alcuni aspetti della salute mentale. Si tratta di test di personalità, test di performance, test neuropsicologici e strumenti di screening specifici per alcuni disturbi.

Una volta raccolte tutte le informazioni pertinenti, la diagnosi viene effettuata utilizzando criteri consolidati, come quelli stabiliti nel Manuale diagnostico e statistico dei disturbi mentali (DSM-5) o nella Classificazione internazionale dei disturbi mentali (ICD-10). Questi cataloghi di criteri forniscono un linguaggio e criteri standardizzati per la diagnosi dei disturbi mentali, basati sui modelli di sintomi, sul decorso del disturbo e sui criteri di esclusione.

La diagnosi di malattia mentale è sempre un processo dinamico in cui spesso la diagnosi deve essere aggiustata nel tempo per tenere conto di nuove informazioni o cambiamenti nelle condizioni del paziente. Inoltre, la comorbilità, cioè la presenza di due o più disturbi in un paziente, può complicare la diagnosi e richiede un'attenta valutazione ed eventualmente un approccio multidisciplinare.

Ma questo è il caso ideale, in cui si possono osservare sintomi relativamente chiari e l'aiuto professionale è disponibile in tempi brevi.

Spesso, però, non è così. Inoltre, c'è spesso una comprensibile riluttanza a cercare un aiuto professionale, soprattutto quando non è ancora chiaro se sia effettivamente presente un disturbo mentale grave. Il desiderio delle persone colpite di avere risposte rapide alle loro numerose domande è comprensibile. Quali sono i sintomi, cosa significano e cosa devo considerare? E - è davvero così grave da dover andare da uno psichiatra, cosa che può essere percepita come uno stigma?

Nella mia pratica, ho visto casi in cui due medici altamente qualificati hanno dato a un paziente una diagnosi contraddittoria nel giro di due settimane: la diagnosi andava da una schizofrenia grave a un caso relativamente meno grave di borderline. Non si tratta di un caso isolato, parlo per esperienza. Non c'è bisogno di sottolineare che tali diagnosi specialistiche lasciano il paziente indifeso.

Naturalmente, e non lo si sottolineerà mai abbastanza, una diagnosi laica non può sostituire il giudizio di un professionista, soprattutto perché quasi tutte le malattie mentali possono essere trattate meglio quanto prima viene fatta una diagnosi professionale.

Tuttavia, c'è un grande interesse per un aiuto rapido e non burocratico. Chi cerca su Internet quadri clinici specifici ha già saltato il primo passo: Esistono molti quadri clinici, spesso sconosciuti ai non addetti ai lavori, che vengono spesso dimenticati o classificati in modo errato durante l'autovalutazione.

Per questo motivo abbiamo anche scelto l'approccio, certo insolito, di confrontare un gran numero di sintomi tipici con un'ampia selezione di malattie mentali altrettanto tipiche. Solo in questo modo le persone colpite possono farsi un'idea iniziale di se ed eventualmente di cosa sta succedendo a loro stessi o ai loro parenti o amici.

I seguenti sintomi tipici forniscono una prima indicazione di una specifica malattia mentale:

Tristezza persistente, depressione o stato emotivo di vuoto:

Depressione, disturbo bipolare (episodio depressivo)

Perdita di interesse o di piacere in attività che prima piacevano:

Depressione, disturbo bipolare (episodio depressivo)

Perdita o aumento di peso senza tentativi di dieta, variazioni dell'appetito

Depressione, disturbo alimentare, disturbo bipolare (episodio depressivo)

Disturbi del sonno o sonno eccessivo:

Depressione, schizofrenia, disturbo bipolare (episodio depressivo)

Mancanza di energia o maggiore stanchezza

Depressione, disturbo bipolare (episodio depressivo)

Sentimenti di inutilità o di eccessivo senso di colpa:

Depressione, disturbo bipolare (episodio depressivo)

Difficoltà a pensare, concentrarsi o prendere decisioni:

Depressione, disturbo bipolare (episodio depressivo), schizofrenia

Pensieri di morte o di suicidio:

Depressione, disturbo bipolare (episodio depressivo), schizofrenia

Preoccupazione e ansia eccessive e difficili da controllare

Disturbi d'ansia

Irrequietezza o sensazione di facile stanchezza

Disturbi d'ansia, disturbo bipolare

Difficoltà di concentrazione o vuoto nella testa

Disturbi d'ansia

Irritabilità

Disturbi d'ansia

Tensione muscolare

Disturbi d'ansia

Disturbi del sonno

Disturbi d'ansia

Delusioni

Schizofrenia

Allucinazioni, voci

Schizofrenia

Pensiero disorganizzato (evidente dal linguaggio disorganizzato)

Schizofrenia

Comportamento motorio gravemente anormale, compresa la catatonia

Schizofrenia

Sintomi negativi (ad es. affetti appiattiti, alogia, debolezza della volontà)

Schizofrenia

Attacchi improvvisi e ripetuti di paura o terrore intenso

Disturbo di panico

Palpitazioni, palpitazioni o battito cardiaco accelerato

Disturbo di panico

Sudorazione, tremori o scosse

Disturbo di panico

Sensazione di mancanza di respiro o di soffocamento

Disturbo di panico

Sensazione di perdita di controllo o paura di impazzire o di morire

Disturbo di panico

Pensieri ossessivi che vengono percepiti come intrusivi e indesiderati e che causano ansia o disagio significativi

Disturbo ossessivo-compulsivo (OCD)

Comportamenti compulsivi che la persona sente di dover mettere in atto, spesso in risposta a un pensiero ossessivo o seguendo regole rigide.

Disturbo ossessivo-compulsivo (OCD)

Rivivere l'evento traumatico attraverso flashback, incubi o ricordi angoscianti.

Disturbo post-traumatico da stress (PTSD)

Evitare i ricordi o gli stimoli esterni che ricordano il trauma.

Disturbo post-traumatico da stress (PTSD)

Cambiamenti negativi nei pensieri e nell'umore, come la sensazione di uno stato emotivo negativo persistente

Disturbo post-traumatico da stress (PTSD), depressione, disturbo bipolare

Aumento dell'agitazione e della reattività, come eccessiva agitazione o disturbi del sonno.

Disturbo post-traumatico da stress (PTSD)

Estrema paura di ingrassare, immagine corporea distorta, comportamento alimentare restrittivo

Disturbi alimentari

Episodi di abbuffate seguiti da vomito o da altri comportamenti di compensazione

Disturbi alimentari

Abbuffate senza comportamenti compensatori regolari

Disturbi alimentari

Relazioni interpersonali, immagine di sé e affetti instabili; comportamento impulsivo

Disturbo borderline di personalità

Mancanza di empatia per gli altri, bisogno di ammirazione, senso esagerato della propria importanza

Disturbo borderline di personalità

Disinteresse e violazione dei diritti altrui, bugie, comportamento aggressivo.

Disturbo borderline di personalità

Difficoltà a controllare le preoccupazioni.

Disturbo d'ansia

Irrequietezza o sensazione di essere esauriti o "alla fine"; facile affaticamento; difficoltà di concentrazione o mancanza di pensiero; irritabilità; tensione muscolare; disturbi del sonno.

Disturbo d'ansia

Paura marcata e persistente di una o più situazioni sociali o di prestazione in cui la persona è esposta a un possibile esame da parte degli altri.

Disturbo d'ansia

La persona teme di poter manifestare sintomi d'ansia che potrebbero risultare imbarazzanti o umilianti.

Disturbo d'ansia

Le situazioni sociali sono quasi sempre vissute con intensa ansia o disagio o vengono evitate completamente.

Disturbo d'ansia

Compulsioni su argomenti specifici come pulizia, ordine, simmetria, religione o pensieri sessuali

Disturbo ossessivo-compulsivo (OCD)

Lo strappo ripetuto dei capelli, che porta alla loro caduta.

Tricotillomania (disturbo da strappo dei capelli)

Tensione crescente immediatamente prima di estrarre o quando si cerca di resistere all'impulso.

Tricotillomania (disturbo da strappo dei capelli)

Soddisfazione, piacere o sollievo quando si strappano i capelli.

Tricotillomania (disturbo da strappo dei capelli)

Paragone eccessivo dell'aspetto con gli altri, uso eccessivo di abbigliamento o trucco per nascondere i difetti percepiti.

Disturbo da dismorfofobia corporea

Forte convinzione che un difetto li renda brutti o deformi, anche se il difetto percepito è invisibile agli altri.

Disturbo da dismorfofobia corporea

E poi?

Se si sospetta che qualcuno abbia un disturbo mentale, è fondamentale un approccio sensibile e solidale. In primo luogo, è importante incoraggiare una comunicazione aperta e non giudicante. Esprimete le vostre preoccupazioni in modo empatico, sottolineando che state agendo per preoccupazione e compassione. È utile condividere osservazioni specifiche sui cambiamenti di comportamento o di umore senza fare diagnosi o etichettare.

L'ascolto svolge un ruolo essenziale. Lasciate alla persona lo spazio per parlare dei suoi sentimenti e delle sue esperienze senza interromperla o offrire immediatamente soluzioni. La sensazione di essere ascoltati e compresi è spesso di per sé di grande sostegno.

Incoraggiare delicatamente la persona a cercare un aiuto professionale, ma riconoscere che la decisione spetta a lei. Può essere utile ricercare e offrire informazioni sulle risorse e gli aiuti disponibili, ma senza esercitare pressioni. A volte, l'offerta di accompagnare la persona a un appuntamento può fornire un ulteriore sostegno.

È importante anche prendersi cura della propria salute mentale. Fornire assistenza a una persona affetta da disturbi mentali può essere emotivamente faticoso. Assicuratevi di prendervi cura anche di voi stessi, di stabilire dei limiti per evitare di essere sopraffatti e di cercare supporto da soli, se necessario.

Quando si ha a che fare con una persona che si sospetta abbia un disturbo mentale, è importante mostrare compassione, pazienza e comprensione. Riconoscete che la guarigione è un processo e offrite un sostegno continuo rispettando l'autonomia e le scelte della persona.

Una conversazione di sostegno con una persona che potrebbe essere affetta da malattia mentale richiede empatia, pazienza e apertura. La chiave di questa conversazione è creare un ambiente sicuro e non giudicante in cui la persona si senta compresa e sostenuta.

All'inizio è importante dare all'interlocutore tutta la propria attenzione. Assicuratevi che la conversazione si svolga in un ambiente tranquillo e privato, privo di distrazioni. In questo modo la persona avrà la sensazione che il suo benessere è la vostra priorità.

Il passo successivo è ascoltare senza giudicare. È fondamentale ascoltare attivamente e prestare attenzione a ciò che la persona dice e a come lo dice. Evitate di offrire immediatamente soluzioni o di minimizzare i problemi della persona. Mostrate invece interesse e comprensione ponendo domande. Domande come "Come si sente?" o "Cosa pensa possa aiutarla a sentirsi meglio?" possono essere utili per approfondire la conversazione.

È anche importante incoraggiare la persona a parlare dei suoi sentimenti e delle sue esperienze, ma senza farle pressione. Alcune persone hanno bisogno di più tempo di altre per aprirsi. Dimostrate di essere disposti ad ascoltare ogni volta che sono pronti a parlare.

Se vi sembra opportuno, potete condividere informazioni sui servizi di supporto professionale. Molte persone non conoscono le risorse disponibili o hanno paura di fare il primo passo. Potreste suggerire di cercare insieme un aiuto adeguato.

È utile anche informarsi sulla malattia mentale. Una migliore comprensione delle sfide che la persona sta affrontando può contribuire a migliorare la vostra capacità di rispondere in modo empatico e solidale. Tuttavia, è bene evitare di porsi come esperti della situazione, a meno che non si sia professionalmente qualificati.

Infine, è importante riconoscere i propri limiti. Essere di supporto non significa poter o dover risolvere i problemi della persona. A volte la cosa migliore è essere semplicemente presenti per sostenere e incoraggiare la persona a cercare un aiuto professionale.

Incoraggiare delicatamente la persona a cercare un aiuto professionale, ma riconoscere che la decisione spetta a lei. Può essere utile ricercare e offrire informazioni sulle risorse e gli aiuti disponibili, ma senza fare pressione. A volte, l'offerta di accompagnare la persona a un appuntamento può fornire un ulteriore sostegno.

È importante anche prendersi cura della propria salute mentale. Fornire assistenza a una persona affetta da disturbi mentali può essere emotivamente faticoso. Assicuratevi di prendervi cura anche di voi stessi, di stabilire dei limiti per evitare di essere sopraffatti e di cercare supporto da soli, se necessario.

Il primo e più importante passo è garantire la sicurezza fisica e psicologica della persona interessata. Ciò include la valutazione di rischi quali l'autolesionismo o il comportamento suicida e l'adozione di misure di protezione adeguate. In caso di pericolo immediato, è fondamentale chiamare un aiuto professionale o trasferire la persona in un ambiente sicuro.

La capacità di rimanere calmi e presenti è contagiosa e può contribuire a rassicurare la persona interessata. Un atteggiamento calmo e di sostegno aiuta a creare fiducia e a creare un'atmosfera in cui la persona è disposta a parlare delle sue esperienze.

L'obiettivo è ridurre lo stress psicologico immediato e stabilizzare la persona. Ciò può essere fatto attraverso rassicurazioni, rassicurazioni e l'offerta di un supporto pratico per far fronte alle necessità immediate. È anche utile aiutare la persona a organizzare i propri pensieri e a pianificare un passo alla volta.

È necessario sviluppare un piano con la persona interessata che includa soluzioni a breve termine per la crisi acuta e strategie a lungo termine per affrontare i futuri fattori di stress. Questo può includere l'identificazione delle risorse di coping, l'accordo sulle misure di sicurezza e la pianificazione di un ulteriore supporto professionale.

In molti casi, è opportuno indirizzare la persona a professionisti o servizi specializzati che possano fornire un trattamento o un supporto più approfondito.

Riconoscere la necessità e cercare un aiuto professionale per i problemi di salute mentale è un passo importante che richiede coraggio ed è un segno di forza. Molte persone sono riluttanti a compiere questo passo, per insicurezza, paura della stigmatizzazione o semplicemente perché non sanno quando e come cercare aiuto. Tuttavia, ci sono alcuni segnali e situazioni che possono indicare che è giunto il momento di cercare un supporto professionale.

Quando il disagio emotivo o psicologico persiste per un periodo di tempo prolungato e inizia a interferire con la vita quotidiana, può essere un chiaro segnale che è giunto il momento di cercare aiuto. Ciò include sentimenti persistenti di tristezza, ansia, sbalzi d'umore estremi o ritiro dai contatti sociali e dalle attività che prima portavano gioia. Particolarmente allarmanti sono i pensieri di autolesionismo o di suicidio, che vanno sempre presi sul serio e richiedono un'immediata ricerca di aiuto professionale.

Il primo passo per ottenere aiuto può essere quello di contattare il medico di famiglia. Questi può effettuare una valutazione iniziale e, se necessario, indirizzare la persona a professionisti specializzati, come psichiatri o psicoterapeuti. Questi specialisti possono quindi discutere con la persona interessata le opzioni terapeutiche più appropriate ed elaborare un piano di trattamento personalizzato.

Oltre a medici e terapeuti, esistono anche centri di consulenza che offrono un supporto specializzato per problemi specifici come le dipendenze, il lutto o i conflitti familiari. In situazioni di crisi acuta, i servizi di emergenza o le linee telefoniche di emergenza possono offrire un punto di contatto immediato e fornire un primo soccorso, spesso 24 ore su 24.

Con l'avvento delle tecnologie digitali, si sono sviluppate ulteriori risorse per le persone in difficoltà mentale. I servizi di terapia online, i forum e i gruppi di sostegno offrono modi flessibili e a bassa soglia per trovare supporto. Queste opzioni possono essere particolarmente preziose per coloro che rifuggono dagli incontri faccia a faccia o che vivono in aree remote.

La decisione di cercare aiuto è il primo e spesso più difficile passo sulla strada della guarigione. È importante riconoscere che la malattia mentale è altrettanto importante e bisognosa di cure quanto la malattia fisica. Cercare un aiuto professionale è un passo proattivo per migliorare la propria salute e la qualità della vita.